CONTRIBUTION A L'ÉTUDE

DE

L'ANTHRAX

DU TALON

PAR

Alphonse CHABERT

DOCTEUR EN MÉDECINE

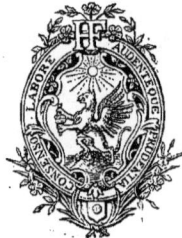

MONTPELLIER

IMPRIMERIE CENTRALE DU MIDI

(Hamelin Frères)

—

1883

CONTRIBUTION A L'ÉTUDE

DE

L'ANTHRAX

DU TALON

PAR

Alphonse CHABERT

DOCTEUR EN MÉDECINE

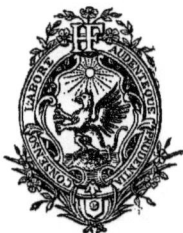

MONTPELLIER

IMPRIMERIE CENTRALE DU MIDI

(Hamelin Frères)

—

1883

A MON PÈRE

A MA MÈRE

A MON FRÈRE ET A MES SŒURS

A MON COUSIN ET AMI

CHARLES GUILLAUMONT
Directeur de la caisse d'épargne d'Antibes

A. CHABERT

A MON ONCLE X. GUILLAUMONT
Chef de bataillon en retraite

A MON ONCLE ET A MA TANTE A. ODOYER

A MON ONCLE GUILLAUMONT
Pharmacien de première classe, ex-interne des hôpitaux de Paris

A MA TANTE I. MEISSONNIER

A MES TANTES C. ET A. CHABERT

A MES TANTES R. ET M. GUILLAUMONT

A. CHABERT

A MON PRÉSIDENT DE THÈSE, M. JAUMES

Professeur de médecine légale à la Faculté de Montpellier

A MON AMI M. BLAISE

Professeur agrégé à la Faculté de Montpellier

A M. TÉDENAT

Professeur agrégé à la Faculté de Montpellier

A. CHABERT

MEIS ET AMICIS

A. CHABERT

AVANT-PROPOS

Nous espérons que la bienveillance de nos Juges nous pardonnera la brièveté de ce travail, eu égard à son originalité. En effet, nous présentons et nous commentons une observation que nous croyons unique dans la littérature médicale. Nous avons inutilement parcouru les *Comptes rendus* de l'Académie de médecine, de la Société de chirurgie, de la Société anatomique; nous avons feuilleté la plupart des journaux de ce siècle, et particulièrement le *Moniteur des hôpitaux* et la *Gazette des hôpitaux*; nous avons cherché dans les thèses de doctorat, la *Revue* de Hayem et le *Canstatt's Jahresbericht*, sans trouver aucun fait identique au nôtre. Seules, deux observations d'anthrax de la paume de la main peuvent être rapprochées de la nôtre (thèse de D anielopoulo).

Ces recherches si longues nous ont permis de reconstituer la table bibliographique complète des publications concernant l'anthrax. Nous n'avons pas hésité à la publier, pensant être utile aux chercheurs. Mais nous avons une ambition plus haute, une espérance plus noble, car c'est sur un fait qui a jusqu'à présent échappé à la sagacité des cliniciens que nous comptons appeler l'attention.

Nous commencerons par rappeler brièvement quelques notions d'anatomie touchant le talon. Il nous sera alors facile d'entrer en plein dans notre sujet et de traiter successivement de l'étiologie, des symptômes, du diagnostic et du traitement de l'anthrax du talon.

CONTRIBUTION A L'ÉTUDE

DE L'ANTHRAX

DU TALON

ANATOMIE DU TALON

On considère habituellement la région plantaire comme subdivisée en trois régions plus petites, qui sont, d'avant en arrière : 1° la face plantaire des orteils, 2° la voûte plantaire, 3° le talon. Le talon est la plus étroite de ces parties, de sorte que la plante des pieds va en diminuant de largeur d'avant en arrière.

Il nous semble cependant que, dans cette description, n'est guère comprise que la face inférieure du talon; ce que l'on désigne communément et vulgairement sous ce nom ne s'y trouve pas en totalité. Aussi proposons-nous d'élargir considérablement la définition jusqu'à présent admise, et de créer une région du talon indépendante des régions voisines. — Nous pensons avoir un certain nombre de raisons plausibles pour justifier la témérité d'une telle innovation.

Et d'abord, au point de vue de l'anatomie des formes, ne voyons-nous pas une saillie, une bosse, constituer la partie postérieure du pied ? Pourquoi démembrer en plusieurs portions distinctes cette tubérosité saillante, isolée et comme individualisée ? Pourquoi annexer ensuite aux régions voisines, région de la plante du pied, région postérieure du coude-pied, par exemple, les territoires résultant de la division artificielle du talon ? Les lignes qui séparent ces régions différentes ne sont-elles pas, du reste, purement théoriques, purement abstraites ? Elles ne correspondent à aucune disposition extérieurement visible, saillie, rainure, bosse ou tout autre accident de configuration morphologique. M. Richet, adoptant la division de Velpeau pour la région du coude-pied, parle de lignes se terminant à 1 centimètre au-dessous des malléoles, à 2 centimètres en avant d'un autre point, etc. M. Tillaux, plus expéditif, donne comme limites de la région deux travers de doigt au-dessus et au-dessous des malléoles. Il reconnaît, du reste (et ce sera notre conclusion), que « ses limites sont nécessairement artificielles. »

La constitution intérieure de ce que le vulgaire appelle le talon semble aussi former un type un peu spécial, s'isolant parfaitement du reste. Partout une peau à épiderme dur et corné, partout une abondante couche cellulo-graisseuse sous-cutanée, partout, enfin, un même squelette ; de tout côté on aboutit au calcanéum, qui semble être le pivot et le centre de la région. On pourrait même définir ainsi : le talon est l'ensemble des parties molles qui coiffent la partie postérieure du calcanéum.

Il nous faut maintenant indiquer les limites de la région nouvelle que nous proposons d'admettre.

Nous avons déjà fait remarquer l'extrême importance du squelette osseux, qui est ici la seule cause de la proéminence du talon. Or, comme c'est la saillie qu'il fait qui l'isole et l'individualise, nous voyons qu'en définitive les parties osseuses dominent la région, lui donnent son allure spéciale ; c'est donc à elles qu'il faut recourir pour la détermination des limites.

Nous admettrons comme constituant le *substratum* osseux du talon :
1° toute cette partie de la face supérieure qui est en arrière de la surface articulaire ; 2° toute la portion de la face inférieure qui est en

arrière de la ligne à laquelle aboutissent les insertions postérieures des muscles de la plante du pied ; 3° toute l'étendue des faces latérales placées en arrière des tubérosités que l'on trouve sur ces faces, et naturellement la face postérieure en son entier.

Supposons que les parties molles soient venues coiffer tout cela, et nous aurons des limites extérieures plus simples encore, plus naturelles : en haut, la dépression qui est située au-dessus de l'insertion du tendon d'Achille ; sur les côtés, la partie postérieure des malléoles (ne pas confondre avec le sommet) ; à la région plantaire, la prolongation de la ligne passant en arrière des malléoles. Il suffit de promener les doigts un instant sur l'extrémité postérieure du pied, pour reconnaître ces limites et pour comprendre combien elles séparent du reste, d'une façon aussi naturelle que nettement tranchée.

Il nous reste maintenant à rappeler quelle est, d'après les auteurs, l'anatomie de cette région. Nous le ferons brièvement, n'ayant rien de particulier à ajouter.

La peau est très-épaisse ; l'épiderme est corné, surtout à la face inférieure et aux bords latéraux. La partie postérieure du talon a une peau assez dure, mais dont l'épiderme n'est point corné. La constitution histologique est remarquable par la résistance du stroma fibreux, par l'absence absolue de glandes pilo-sébacées et par l'abondance des glandes sudoripares. M. Sappey a publié à cet égard des résultats fort intéressants. Pour lui, ces follicules sudoripares se divisent en deux catégories : ceux qui sont dermiques, c'est-à-dire placés dans les aréoles du derme ; ceux qui sont sous-cutanés, c'est-à-dire placés au-dessous du derme. Or, au talon, ces glandes, nombreuses et serrées, sont presque toutes sous-cutanées. Partout où l'épiderme est épais, elles sont en grand nombre. Ainsi, à la paume des mains et à la plante des pieds, elles se trouvent, à égalité de surface, trois fois et demi aussi nombreuses que dans les autres parties.

Les papilles du derme sont généralement des papilles composées dans tous les points à épiderme corné. Ici on les trouve, en effet, rarement simples : toujours bifurquées et trifurquées, elles montrent une très-grande richesse en vaisseaux, et surtout en corpuscules du tact ou de Meissner. Nous n'en reproduirons pas la description bien connue, et nous dirons seulement que l'anatomie explique ainsi, d'une façon rigoureuse, l'extrême sensibilité de ces parties à toutes les excitations et principalement au chatouillement.

Les lymphatiques superficiels de la région plantaire et du talon naissent du derme par des réseaux que l'on injecte avec facilité. « De ceux- » ci, dit M. Sappey, partent un très-grand nombre de ramuscules et de » rameaux qui montent obliquement, les uns sur le bord externe, les » autres sur le bord interne du pied. » Puis ces rameaux se réunissent les uns aux autres, pour former des troncs volumineux qui aboutissent aux ganglions inguinaux. Les lymphatiques profonds naissent des tissus sous-cutanés de la plante du pied et du talon; ils ne tardent pas à former des troncs qui vont se jeter dans les ganglions poplités profonds.

Outre les lymphatiques, dont il importe de connaître le point d'arrivée, le derme du talon est richement vascularisé. Les vaisseaux à sang rouge pénètrent dans les aréoles du derme par leur face profonde, ou en sortent (veines) nombreux et de volume respectable. — Mais ils adhèrent: 1° aux cloisons fibreuses qui se détachent de la face profonde de la peau; 2° aux aréoles elles-mêmes, qui sont très-fibreuses : il en résulte une difficulté très-grande pour les tordre ou les lier. M. Tillaux conseille d'exercer sur eux la forcipressure pendant quelques minutes.

La deuxième couche est cellulo-graisseuse. Elle est fort épaisse dans toute la région, mais surtout en deux points : 1° à la face plantaire du talon, qui supporte une très-grande pression; 2° autour et même au-dessus du tendon d'Achille. Il y a entre ce tendon et l'os un creux qui est complétement comblé par la graisse.

De la face profonde du derme, des travées fibreuses se détachent, qui vont jusqu'à l'aponévrose, cloisonnant et fixant la masse cellulo-graisseuse. Cette disposition est très-marquée à la face inférieure du talon, beaucoup plus qu'ailleurs.

La masse graisseuse est réduite à fort peu de chose sur les parties latérales du talon, en arrière des deux malléoles. Des bourses séreuses existent dans la région. Lenoir en a trouvé trois. Nous ne nous occuperons pas de celle qui est au-dessous de la tête du premier métatarsien, ni de celui qui occupe une place correspondante au-dessous du cinquième métatarsien. Mais une autre existe, la plus importante et la plus considérable, qui fait partie du talon. Elle est située au-dessous de la tubérosité inférieure du calcanéum. Elle est profonde, très-proche de l'aponévrose, séparée de la peau par une couche de graisse. Souvent on la trouve cloisonnée, divisée en deux ou trois loges. On la rencontre souvent chez le fœtus à terme. Sujette à s'enflammer, elle produit quelquefois des fistules intarissables.

Le tendon d'Achille est plongé au milieu du tissu graisseux par sa face antérieure, car la face postérieure est immédiatement sous-cutanée. Nous renverrons, pour son mode d'insertion, aux traités d'anatomie descriptive. Mais, en avant de sa face postérieure, se trouve une partie qui, située en arrière de l'articulation calcanéo-astragalienne, est comprise dans les termes de notre définition et fait partie du talon. Outre le tissu cellulo-graisseux qui la comble en partie, elle contient une bourse séreuse qui facilite les glissements du tendon et que l'on appelle *rétro-calcanéenne*. Elle recouvre une petite partie de la face postérieure de l'os, s'étend jusqu'aux limites du tendon. Contusionnée par un choc ou irritée par une marche forcée, elle suppure souvent et produit un abcès qui fait saillie des deux côtés du tendon d'Achille.

La troisième couche est, à la région plantaire, l'aponévrose plantaire, et sur les parties latérales, postérieures et supérieures, le périoste du calcanéum. Nous n'entrerons pas dans la description de l'aponévrose plantaire ; nous n'aurions à en dire que ce qui est écrit partout. De plus, sa connaissance précise importe fort peu au sujet de pathologie que nous allons aborder. Nous avons surtout insisté sur les parties superficielles, car elles seules seront atteintes.

Reste enfin le squelette osseux : il comprend à peu près la moitié postérieure du calcanéum. Nous ne pouvons nous attarder à tracer ici un chapitre d'ostéologie. En résumé, nous croyons avoir démontré qu'il y a quelques avantages à admettre une région du talon, et des raisons assez plausibles pour le faire. Nous avons montré que la région nouvelle est régie par son squelette osseux. Après en avoir esquissé les limites naturelles, un rapide exposé de sa constitution anatomique a été esquissé. Il nous permettra de comprendre facilement les détails de pathologie qui vont suivre.

ÉTIOLOGIE. — PATHOGÉNIE

Nous rappellerons d'abord quelles sont les notions classiquement admises touchant l'étiologie et la pathogénie générales de l'anthrax. Nous verrons ensuite quelles sont celles des conditions étiologiques de cette affection qui peuvent tout particulièrement s'appliquer à l'anthrax du talon. Et, pour cette étude, nous nous fonderons, d'abord et en premier lieu, sur les renseignements précis que nous trouvons dans l'observation Ire; ensuite sur les particularités anatomiques et physiologiques, dont nous chercherons à interpréter l'influence. Les causes de l'anthrax sont externes et internes. Les causes externes sont : les irritations de la peau, la malpropreté habituelle, l'application de substances âcres et irritantes, quelquefois l'application de cataplasmes, les poussières métalliques, les frottements répétés. Tout le monde sait que les cavaliers sont fréquemment atteints d'anthrax, et plus souvent encore de furoncles, à la cuisse et aux fesses, ce qui tiendrait tout à la fois au frottement rude et au contact du cheval, qui exhalerait quelque chose d'irritant (?). On a signalé aussi l'influence de certaines pommades médicamenteuses, telles que l'onguent napolitain, par exemple, l'abus des bains sulfureux, etc.

Les causes internes sont nombreuses. Nous signalerons d'abord les plus certaines, les plus incontestées: telle est l'influence du diabète. Nous signalerons aussi en passant la production d'un diabète temporaire pendant la durée d'un anthrax survenu chez un individu non diabétique auparavant.

Il y a aussi les épidémies de furoncles et d'anthrax, dont l'explication est fort difficile.

D'autres causes, aussi solidement établies que les précédentes, présentent une très-grande difficulté d'interprétation.

Ainsi il existerait une relation entre l'état des voies digestives et cette affection.

On trouve les lignes suivantes dans le *Compendium de chirurgie* de Denonvilliers et Gosselin : « Les auteurs ont signalé comme pouvant » donner naissance à la diathèse furonculeuse (l'auteur parle seulement » de furoncles, parce qu'il renvoie à l'article *Furoncle* pour l'étiologie » de l'anthrax) une mauvaise nourriture, composée surtout d'aliments » excitants et malsains. Peut-être le seul changement de nourriture » et le passage de l'alimentation végétale, à un régime plus substan- » tiel, et dans lequel les matières animales entrent pour une plus » forte proportion, suffisent-ils pour produire ce résultat. » Dans le *Dictionnaire en* 30 *vol.*, Marjolin dit expressément : « Elle est occasionnée (cette maladie) par l'usage d'aliments indigestes et de mauvaise qualité. » — Beaucoup d'autres auteurs insistent aussi sur l'influence de l'alimentation et de l'état des voies digestives.

Depuis, cette doctrine semble parvenue à une expression plus élevée et plus complète.

Il ne s'agirait plus, d'après M. le professeur U. Trelat, de l'état de l'estomac ; c'est plus profondément qu'il faudrait rechercher la cause de ces éruptions d'anthrax. Pour ce chirurgien, « les troubles de l'as- » similation et de la nutrition constituent un ordre de causes généra- » les et actives : les préoccupations, les fatigues, la faiblesse qui ac- » compagne les convalescences laborieuses, la mauvaise alimentation, » la plupart des dyspepsies, tout cela aboutissant à un résultat connu,

» qui est une nutrition insuffisante ou irrégulière. » Ainsi le trouble profond, intime, est un trouble nutritif, c'est-à-dire un trouble dans l'assimilation et la désassimilation des matériaux qui entretiennent la vie des éléments anatomiques. Quant à l'état gastrique, il peut être cause; ainsi les dyspeptiques se nourrissent certainement dans des conditions anormales. Mais l'état gastrique peut être simplement effet. Ainsi, par exemple, une alimentation vicieuse, irrégulière, de mauvaise qualité, aura deux effets distincts : d'abord, un effet de détérioration de l'estomac ; ensuite, une perturbation nutritive portant sur l'organisme entier. Quelquefois le trouble primordial est d'ordre moral et intellectuel : ce sont des chagrins, des revers, qui abattent, affaissent l'individu, le privent de tout ressort, de toute énergie, de toute virilité. Cette torpeur du système nerveux se produira immédiatement par une paresse, un affaiblissement de l'estomac et des fonctions digestives, et en même temps par une insuffisante rapidité dans la circulation et l'évolution des matières nutritives. Ici, par conséquent, l'état gastrique sera seulement un des effets, et un de ceux qu'il nous est donné d'apercevoir et de diagnostiquer facilement.

Les mêmes considérations sont valables pour les grands travaux intellectuels, qui laissent souvent, après un pénible effort, un état de débilité bien connu.

Les anthrax apparaissent aussi à la convalescence des maladies graves, par exemple pendant la convalescence de la fièvre typhoïde. S'agit-il ici d'un trouble nutritif, ou bien d'un phénomène d'élimination, d'un poison, d'une sorte de crise selon la doctrine hippocratique ?

Sur ce point spécial de la fièvre typhoïde, il est bien difficile de se prononcer; mais nous croyons fermement que, dans beaucoup de cas, il existe des anthrax que l'on peut envisager étiologiquement de cette façon : ils constituent une sorte de métastase, d'exutoire. Nous croyons, en reprenant cette idée, bien délaissée de nos jours, nous montrer fidèle aux doctrines et à l'esprit de notre illustre École. Nous croyons aussi être en parfaite conformité avec l'observation clinique un peu élevée, celle qui recherche derrière la lésion grossière ou le symptôme matériel la diathèse productrice, la modalité organique temporaire ou permanente, dont le symptôme, la lésion, la maladie elle-même, ne sont que des manifestations. Si nous relisons les auteurs, trop négligés aujourd'hui, qui ont écrit sur la question dans la première moitié du siècle, nous trouvons chez ces grands cliniciens des affirmations très-nettes. Denonvilliers, dans le *Compendium de chirurgie*, dit expressément : « On a vu des furoncles (et les anthrax aussi, car le chapitre » d'étiologie du *Compendium* concerne les deux affections à la fois) » survenir vers la fin d'une affection interne, comme une éruption ter- » minale et critique qui jugeait la maladie. »

Marjolin, dans son *Dictionnaire en 30 volumes*, dit : « L'anthrax » paraît assez souvent à la suite de la rougeole et de la petite vérole » chez les adultes : d'où l'on pourrait inférer que cette maladie est » quelquefois dépuratoire..... Il paraît avec tous les caractères d'une » affection *critique*, chez les sujets qui viennent d'être atteints de fièvre » bilieuse ou muqueuse. »

Boyer, dans son *Traité des maladies chirurgicales*, écrit : « Quel- » quefois aussi l'anthrax survient dans le cours de ces dernières fiè- » vres, et peut être considéré comme critique. »

On trouve une affirmation non moins nette et plus circonstanciée dans l'article : ANTHRAX (de Mouton), du *Dictionnaire des sciences médicales,* par une Société de médecins et chirurgiens (Paris, 1812 ; Panckouke, éditeur). C'est là ce que l'on désigne habituellement sous le nom de *Dictionnaire en 30 volumes* : « On doit donc considérer l'an-· » thrax comme produit par la métastase d'un principe délétère, et l'on » peut juger, en quelque sorte, de la malignité de cette tumeur par » l'éloignement plus ou moins grand du centre de la vie des parties » sur lesquelles la nature en transporte le siége. Ainsi, dans les fiè- » vres ataxiques pestilentielles (dans laquelle l'anthrax a toujours un » caractère de malignité), il est rare que la tumeur se forme à un » point plus éloigné des organes principaux que ne sont les aisselles, » les aines ou le col ; tandis que l'anthrax connu sous le nom de *bé- » nin*, qui est la conséquence d'un désordre moins considérable, se

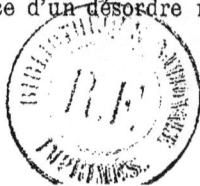

» développe aux extrémités du corps, et assez souvent aux mains et à
» la face. »

Cette conception, cliniquement si remarquable, de l'anthrax surve-
nant comme phénomène critique, de l'anthrax comme moyen d'expulsion d'un poison morbide quelconque, cette conception semble
revenir à la mode, sous des traits et sous un costume plus modernes.
En effet, s'il est vrai qu'à un moment donné le virus, qui trouble et
bouleverse l'économie, puisse être expulsé par une réaction de l'organisme, par la *vis medicatrix*; s'il est vrai que ce virus soit, pour ainsi
dire, chassé vers les téguments et rejeté au dehors au moyen d'un ou
plusieurs anthrax ou furoncles, il en résulte, comme conséquence
logique et nécessaire, que l'anthrax est une maladie virulente, infectieuse, et, si nous appliquons les idées modernes, une maladie micro-
bienne. C'est là, en effet, ce que vient de soutenir M. Lœwenberg dans
une série de très-intéressants articles publiés dans le *Progrès médical*
de 1881. Pour lui, le poison vient surtout du dehors ; c'est un microbe
spécial, toujours le même, toujours identique à lui-même. Et nous devons nous hâter d'indiquer cependant les différences entre l'idée de
M. Lœwenberg et celle des anciens. Pour ces derniers, l'anthrax peut
servir de crise à toute espèce de maladie ou d'intoxication générales,
la fièvre typhoïde à son déclin, par exemple.

Donc le poison producteur de l'anthrax ne sera jamais identique à
lui-même. Ce sera tantôt le poison de l'un, tantôt le poison de l'autre ;
ce sera, en un mot, successivement le virus morbide de toutes les maladies auxquelles on pense que l'anthrax sert et peut servir de crise.
Pour M. Lœwenberg, le microbe spécial de cette affection entre surtout
par le conduit des glandes pilo-sébacées et un peu par celui des glandes sudoripares. Il suit le poil comme ligne directrice ; arrivé au sein
de la glande, il trouve de nombreux vibrions accumulés (car ces glandes semblent comme des réservoirs de germes de tout genre). Là, il
produit son effet propre et spécial : il enflamme la glande où il est par-
venu. Mais jamais ce vibrion ne semble être d'origine interne : « Il
» semblerait, dit M. Pasteur, que, dans la diathèse furonculeuse, le petit

» organisme des furoncles N'EXISTE PAS DANS LE SANG. Mais il ne fau-
» drait pas conclure d'une façon absolue que le petit parasite n'est
» pas, à un moment donné, charrié par le sang et transporté d'un fu-
» roncle, où il est en voie de développement, sur un autre point du
» corps, où il peut fortuitement s'arrêter, se cultiver et former un
» nouveau furoncle. » Nous n'insisterons pas sur les différences des
deux doctrines que nous exposons ; car on ne peut évidemment assi-
miler complétement celui-ci à la théorie des anciens, qui pourrait être
interprétée, à la lumière des idées modernes, comme une décharge de
microbes vers la peau.

Cependant, malgré l'affirmation ci-dessus de M. Pasteur, Lœwenberg pense que ces agents infectieux peuvent pénétrer dans le sang.
Pour lui, les formes graves de l'anthrax, celles qui s'accompagnent de
phlébite et déterminent si souvent la mort, résultent de l'irruption des
microbes provenant du furoncle dans la masse sanguine, par la voie
des veines ou des lymphatiques. L'agent infectieux, arrivé dans le sang,
pullule rapidement et produit de graves désordres.

L'explication de ces éruptions successives et rebelles de furoncles
ou d'anthrax chez un même individu se présente facilement dans cette
hypothèse nouvelle. — Le pus d'un premier anthrax s'est répandu sur
la peau ; ce pus contient l'agent infectieux : il a contaminé les glandes
de la portion du tégument sur lesquelles il s'est répandu. Quelle que
doive être le sort de cette doctrine nouvelle, notre devoir était de la
signaler, car l'anthrax du talon ne nous paraît, au moins dans le cas
que nous publions, avoir aucune espèce de rapport avec la théorie mi-
crobienne. Néanmoins concluons, avec les vieux cliniciens, qu'une
éruption d'anthrax peut être une crise jugeant une maladie générale.

Nous nous sommes un peu longuement étendu sur les causes de cette
intéressante affection. Ajoutons qu'on l'observe plus fréquemment au
printemps qu'en hiver, plus fréquemment chez l'homme que chez la
femme, plus fréquemment chez l'adulte que chez le vieillard et l'enfant.

Il nous reste maintenant à rechercher parmi ces causes celles qui
produisent l'anthrax du talon. Si nous nous rapportons au texte de notre

observation, nous retrouverons, il nous semble, un certain nombre de circonstances étiologiques très-démonstratives. La malpropreté habituelle est parmi les causes d'ordre externe. Or il est consigné que le malade, à son entrée, avait l'autre pied dans un état de propreté médiocre. — Le talon malade, naturellement, ne signifie rien pour cette constatation; nous nous sommes donc guidé sur l'état de la même partie à l'autre membre. De plus, notre malade se plaignait de suer facilement. On comprend l'importance de cette fâcheuse disposition: la sueur entretient la malpropreté ou rend nécessaire une série de soins minutieux. La sueur est un liquide irritant; elle est acide. Enfin il est au moins logique d'inférer qu'aux grandes sueurs correspond un appareil glandulaire plus développé, plus actif dans son fonctionnement, par conséquent plus apte à s'enflammer.—Nous trouvons encore mentionnée l'habitude de marcher beaucoup; or cela n'entre-t-il pas dans la catégorie des irritations de la peau par frottements répétés, frottements qui peuvent encore être aggravés par la conformation défectueuse des chaussures? — Nous croyons qu'au point de vue des causes externes, nous sommes bien largement munis. Il y a à côté de cela une série de causes d'ordre interne. Nous copions l'observation : « Il avait » éprouvé, quelque temps auparavant, des pertes d'argent considéra- » bles, jointes à la perte de plusieurs parents. Il se trouvait, avant son » panaris et depuis, dans un abattement considérable.— Affaissé, dé- » couragé, sans énergie, sa nutrition était languissante, son appétit » nul; il nous dit qu'il ne pouvait manger qu'au moyen de quelque » excitant: vin de quinquina, vin de Colombo. Ses digestions étaient » traînantes, son sommeil pénible ; constipation tenace. Cet individu » semble un peu maniaque. » Nous croyons avoir là le récit complet de ces troubles nutritifs d'ordre moral et intellectuel, récit qui nous a été dicté par le malade lui-même bien avant que nous ayons lu l'article de M. A. Trélat, et que nous puissions attribuer à ces circonstances une valeur étiologique aussi importante.

Il nous reste à faire la même démonstration pour la pathogénie. Ici les difficultés de l'interprétation commencent. Mais auparavant disons quelques mots de l'anthrax en général. Nous ne discuterons pas les théories pathogéniques et anatomo-pathologiques qui ont été successivement admises. Tout le monde sait que Dupuytren faisait du furoncle et de l'anthrax l'inflammation des paquets cellulo-adipeux contenus dans les aréoles du derme, étranglés par la résistance du tissu dermique et éliminés, à l'état de tissus sphacélés, sous le nom de *bourbillon.*

Dans cette théorie, l'interprétation de l'anthrax du talon ne soulèverait aucune espèce de difficulté. Mais nous suivrons l'opinion généralement admise depuis les travaux de M. le professeur Richet : le furoncle et l'anthrax sont produits par l'inflammation d'une ou de plusieurs glandes pilo-sebacées. A l'appui de cette théorie, on présente d'abord des constatations anatomo-pathologiques qui ont montré que le bourbillon est formé de produits intraglandulaires. On montre ensuite l'existence constante d'un poil au sommet de ces tumeurs, leur fréquence dans les points richement glandulaires, leur absence là où n'existe aucune glande pilo-sébacée. Tous ces arguments sont parfaitement convaincants. Et ce qu'on pourrait appeler la loi de distribution de ces tumeurs est presque passé à l'état d'article de foi. M. Trélat la formule ainsi, d'une façon tranchante et absolue : « Certaines » parties du corps semblent être un terrain favorable au développe- » ment de l'anthrax, et, quoi qu'il puisse se produire à peu près sur » toute la surface du tégument, *sauf la paume des mains, la plante des* » *pieds, le cuir chevelu,* c'est surtout à la nuque, sur le dos, les fesses, » l'extrémité des membres, qu'on le trouve. »

Il est certain que, si l'anthrax est impossible à la plante des pieds, il n'existera pas d'anthrax au talon, car le talon fait partie de la région plantaire, pour la plupart des auteurs.

Si la théorie pilo-sébacée est exacte, l'affection ne pourra se produire ni à la paume des mains, ni à la plante des pieds, à cause de l'absence certaine, absolue, de glandes pilo-sébacées en cet endroit.

Mais en est-il rigoureusement ainsi? Les lois absolues ne doivent-elles pas être proscrites des sciences médicales? Est-il admissible que

C   4

les glandes pilo-sébacées s'enflammeront toujours et sans exception
quand existera l'affection qui nous occupe? Sortons donc de cet ex-
clusivisme et demandons-nous comment il se fait que les glandes sudoripares, bien plus actives, bien plus vivantes, servies par un riche
cercle artériel et veineux, ne s'enflamment jamais? Pourquoi dire jamais, quand il s'agit de la variété de glandes cutanées qui réunit les
meilleures conditions pour s'enflammer? Pourquoi dire toujours, quand
il s'agit de celles dont la vitalité est pauvre?

A ces raisons d'un ordre purement spéculatif nous ajouterons la
constatation de faits qui démontrent la possibilité d'un anthrax d'origine sudoripare :

1º Deux observations d'anthrax de la paume de la main, de la thèse de
Danielopoulo, que nous citons à la fin de notre thèse ;

2º Panaris anthracoïde de la face palmaire.

Il existe une affection curieuse que l'on a désignée sous le nom de
panaris anthracoïde. Nous en emprunterons la description au remarquable article de M. Benj. Anger, année 1878 du *Dictionnaire de médecine et de chirurgie pratiques,* ou Dictionnaire Jaccoud.— « La forme
» la plus curieuse de panaris sous-cutané a été désignée sous le nom
» de *panaris anthracoïde.* Voici en quoi il consiste : la tuméfaction
» inflammatoire qui se montre à la face dorsale ou sur les côtés du
» doigt est plus élevée et plus circonscrite que dans le panaris ordi-
» naire, et présente une coloration rouge violacé qui rappelle la colo-
» ration de l'anthrax. Au bout de quelques jours, le derme se mortifie
» par places, et on voit apparaître, au milieu de perforations multiples,
» des parties mortifiées de tissu cellulaire, ce qui donne à la maladie
» la physionomie de l'anthrax. On attribue généralement le développe-
» ment du panaris anthracoïde à l'inflammation des glandes pilo-sé-
» bacées du tissu cellulaire sous-cutané. » — Voilà en quoi consiste
le panaris anthracoïde. Mais est-il bien certain que ce panaris n'existe
qu'à la face dorsale, là où se trouvent des glandes pilo-sébacées? Nous
ne le croyons pas, et nous opposerons à l'affirmation de M. Benj. Anger,
de M. U. Trélat, qui nie l'anthrax de la face palmaire de la main et de

la face plantaire du pied, nous opposerons à ces auteurs l'affirmation
d'un chirurgien de grand renom et de grande expérience. M. Denucé,
en effet, professeur de clinique chirurgicale à la Faculté de médecine
de Bordeaux, dans son remarquable article FURONCLE du *Dictionnaire
de médecine et de chirurgie pratiques*, année 1872, dit expressément :
« Les glandes sébacées sont le siége de prédilection des furoncles ;
» ceux qui se développent aux dépens de ces glandes offrent comme
» caractère anatomique le poil implanté à leur sommet ; ils se ren-
» contrent surtout dans les régions pileuses, à la figure, au col, au dos,
» sur les membres. Mais les autres glandes de la peau ne sont pas
» étrangères à la formation des furoncles. Les glandes de Meibomius,
» qui sont encore des glandes sébacées, donnent naissance aux or-
» gelets. *Les glandes cérumineuses, qui touchent déjà par leur struc-
» ture aux glandes sudoripares, forment le bouchon furonculeux de
» l'otite externe.*

» Les glandes *sudoripares* de l'aisselle, qui offrent un cachet spécial
» par leur volume (Robin), produiront les *abcès tubéreux, qui sont bien
» une variété de furoncle* (Verneuil). *Les panaris anthracoïdes et les tu-
» meurs analogues de la plante des pieds et de la paume de la main ne
» sont que la transformation furonculeuse des glandes sudoripares de
» cette région.* »— Voilà une affirmation nette et précise. Cette doctrine
est acceptée par M. Terrier, dans l'excellent *Manuel de pathologie externe* de Jamain et Terrier. « Le professeur Richet, par exemple, af-
» firme que le furoncle se développe dans les glandes pilo-sébacées ;
» mais, comme il se montre aussi dans les régions où celles-ci n'exis-
» tent pas (paume de la main, plante du pied), on a dû admettre l'exis-
» tence de furoncles nés des glandes sudoripares (Denucé). Quant aux
» furoncles des muqueuses qui tapissent les lèvres, la vulve, l'anus, ils
» se développeraient dans les glandes de ces régions. » (Pag. 378, t. I.)

Les observations des panaris anthracoïdes développés à la face palmaire de la main sont rares. Néanmoins nous pensons devoir donner
à nos Juges la meilleure démonstration possible des affirmations que
nous avons formulées après M. Denucé et M. Terrier, en publiant une

observation originale de panaris anthracoïde développé à la face palmaire d'un doigt. (Voir observation II.)

Il s'agit évidemment d'une affection de ce genre :

Plusieurs perforations nettes existaient, au nombre de quatre à cinq, partant du sommet de la tumeur ; de chacune de ces perforations on avait fait sortir, par la pression, une matière comparable à un bourbillon.

La maladie avait débuté par une véritable tumeur. Le malade dit lui-même qu'il avait une véritable boule saillante dans le point malade. Du reste, nous invitons le lecteur à se reporter à l'observation II pour les détails.

Nous croyons avoir établi, d'une façon incontestable, qu'il existe, *à l'état de phénomène rare*, des furoncles et des anthrax dont l'origine doit être uniquement cherchée dans les glandes sudoripares. Que l'on ne s'étonne point de nous voir associer si souvent dans cette étude le furoncle et l'anthrax ; car, s'il est une notion bien acquise et bien connue, c'est celle de la proche parenté de ces deux accidents pathologiques, l'anthrax n'étant qu'une réunion de furoncles.

La théorie que nous soutenons, et que nous pensons n'être guère applicable qu'à la paume des mains et à la plante des pieds, cette théorie reçoit un appui et une confirmation des plus considérables, qui résulte des travaux de M. le professeur Sappey.

Tout le monde sait avec quel soin le célèbre professeur d'anatomie de la Faculté de Paris a étudié la structure de la peau ; tout le monde a lu les chapitres si remplis de faits, d'observations minutieuses, de descriptions rigoureusement précises, que ce savant a consacrés à la peau ; aussi n'est-ce pas un faible argument en notre faveur que les lignes suivantes, empruntées au tome III, 3ᵉ édit., 1877, de son *Traité d'anatomie descriptive :* « Les glandes sudorifères intradermiques ont
» pour siége constant les aréoles du derme. Elles ne se répartissent
» donc pas régulièrement, mais se réunissent en certains points pour
» former une foule de petits groupes secondaires. Chacun de ceux-ci
» se compose de 4 ou 5 glandes reliées entre elles par un tissu cellulo-

» adipeux, que traversent les vaisseaux et les nerfs de la peau. Ces
» petits groupes, logés dans une trame commune, extrêmement riche
» en capillaires sanguins et lymphatiques, deviennent fréquemment le
» point de départ d'inflammations, qui peuvent rester limitées à quel-
» ques-unes ou s'étendre à un plus grand nombre. Dans le premier
» cas, la partie enflammée forme une tumeur acuminée qui a reçu le
» nom de *furoncle*, et, dans le second, une tumeur hémisphérique qui
» prend celui d'anthrax.

» L'anatomie pathologique ne semble plus permettre aucun doute
» sur ce point; et l'anatomie normale, de son côté, nous explique
» très-bien pourquoi l'inflammation furonculaire affecte plus spé-
» cialement certaines régions, la partie postérieure du cou et supé-
» rieure du dos, par exemple, et pourquoi aussi elle acquiert dans
» ces régions une intensité qu'elle présente plus rarement sur d'au-
» tres. C'est là, en effet, que les téguments arrivent à leur plus grande
» épaisseur ; c'est là que les aréoles s'allongent, au point de prendre,
» chez quelques individus, la forme de véritables canaux fibreux, très-
» manifestes sur les coupes verticales ; c'est là surtout que ces phéno-
» mènes d'étranglement si bien décrits par Dupuytren peuvent se réa-
» liser. Les glandes logées dans une même aréole se trouvent en effet
» échelonnées sur toute sa longueur et fixées chacune dans leurs con-
» nexions par les vaisseaux, les nerfs et le tissu conjonctif correspon-
» dants. Que les parties contenues s'enflamment et se tuméfient, elles
» rencontreront de toute part sur leur périphérie les parois fibreuses
» et résistantes de l'aréole : de là, pour elles, un étranglement circu-
» laire, puis leur mortification rapide, bientôt suivie de celle des par-
» ties contenantes, qui meurent alors par privation de sucs nutritifs.
» Ainsi se forme une eschare centrale, plus ou moins large, dans la-
» quelle j'ai pu retrouver un vestige de la plupart des parties détrui-
» tes. Cette eschare constitue le bourbillon. »

M. Sappey continue en démontrant que les glandes sudoripares de
la main et du pied sont situées au-dessous des téguments. Par conséquent, les conditions d'étranglement manquent ; les glandes peuvent,

une fois enflammées, se développer librement. Aussi n'observe-t-on, dit-il, ni furoncle, ni anthrax dans ces régions. Nous n'irons pas aussi loin, pour notre compte; nous admettrons que, dans ces régions, la disposition générale de la plupart des glandes rend une telle inflammation anthracoïde extrêmement rare. Mais il faudrait avoir l'esprit bien porté aux affirmations absolues, pour nier que quelques glandes au moins se trouvent dans les conditions voulues.

Cette notion de l'étranglement des glandes enflammées dans les aréoles du derme est une rénovation partielle de la théorie célèbre de Dupuytren; on en trouve les traces dans tous les anciens auteurs, et il est juste d'en conserver, croyons-nous, tout au moins ce qu'en a conservé M. Sappey.

Nous croyons avoir suffisamment établi et l'étiologie de l'anthrax du talon et sa pathogénie; nous pensons également avoir réfuté, aussi complétement que possible, les arguments contre son existence que l'on aurait pu emprunter à l'anatomie et à la physiologie pathologiques. Il ne nous reste plus qu'à faire la même démonstration en ce qui concerne les symptômes et la clinique.

SYMPTOMES

Avant de parler des symptômes de l'anthrax du talon, nous allons donner un aperçu, aussi bref que possible, de l'évolution clinique de l'anthrax. Nous n'avons ni la prétention, ni le loisir de faire une telle histoire d'une façon complète et détaillée. Nous voulons seulement montrer les traits fondamentaux caractéristiques.

Tout d'abord, il n'est pas nécessaire d'indiquer la différence absolue entre l'affection qui nous occupe et le charbon. Nous dirons aussi qu'il nous paraît utile de suivre la division de Boyer, combattue par M. U. Trélat, en anthrax bénin et anthrax malin. Le premier se distingue du second par l'absence de retentissement général, par le petit volume de la tumeur et l'extrême rareté de cet élargissement, presque phagédénique, qui arrive à envahir de vastes surfaces.

Avant l'apparition de la tumeur, il est fréquent d'observer des troubles généraux mal définis : de la courbature, de l'anorexie, de la fièvre, qui persiste pendant que la tumeur s'accroît. On a ensuite une élévation conique, dure, de couleur lie de vin. Le malade ressent une vive douleur, des élancements très-pénibles, une chaleur âcre et mordicante. Ordinairement, le centre de la tumeur se recouvre d'une large phlyctène ou de plusieurs, remplies d'un liquide séro-sanguinolent. Au-dessous de cette phlyctène, le chirurgien trouve fréquemment une eschare noirâtre ou d'un jaune brun, qui correspond au sommet de la tumeur, se détache et forme une perforation centrale, autour de laquelle une multitude d'autres viendront se former. Par chacune de ces perforations sortira une matière jaunâtre, qui est un bourbillon. Les bourbillons, les eschares, ne tardent pas à s'éliminer, en produisant une suppuration intense. Voilà la caractéristique la plus brève possible de l'anthrax en général.

Dans le cas particulier qui nous occupe, nous observerons les mêmes symptômes, avec quelques nuances particulières, tenant à l'allure un peu spéciale de la région.

Si nous nous reportons à l'observation Ire, nous voyons la période prémonitoire parfaitement marquée : le malade a commencé à éprouver une vive douleur en marchant; puis, peu à peu, il lui est devenu impossible de mettre le pied à terre ; enfin il a dû rester pendant dix jours immobile chez lui, la jambe étendue, éprouvant dans le talon des douleurs très-vives, lancinantes, atroces, dit-il, et telles qu'il ne croit pas qu'on puisse en éprouver de plus cruelles. En même temps le talon se tuméfie ; mais, fait remarquable, nous ne trouvons de tumeur ni acuminée ni conique : il s'agit plutôt d'un gonflement général de la région. Le malade se regarde à la glace, voit une peau blanche recouvrir la partie malade ; il pense avoir un abcès et entre à l'hôpital.

A son entrée, il n'accuse aucune espèce de trouble général. Contrairement à ce que l'on a vu pour la plupart des anthrax, il n'a ni mouvement fébrile, ni agitation, ni céphalalgie, ni état gastrique accusé. Voilà quelque chose de spécial, qui montre bien ici que nous avons affaire à un anthrax véritablement bénin, de cause surtout externe; maladie purement locale, qui n'a que peu de traits communs avec l'anthrax comparable à une affection septique générale : c'est, en un mot, l'anthrax dit bénin ou furonculeux. Du reste, M. A. Guérin reconnaît formellement, dans son article du *Dictionnaire de médecine et de chirurgie pratiques,* que c'est à peine si l'on peut attribuer à cette variété « quelque retentissement sur l'économie. »

Si nous passons maintenant à la description des phénomènes locaux, nous trouvons le talon, uniformément et largement tuméfié, recouvert d'un épiderme blanc et comme macéré. On palpe cette partie ; on la trouve extrêmement douloureuse à la pression, mais en même temps très-fluctuante. Immédiatement l'ouverture est indiquée ; on ouvre, il s'écoule un liquide puru lent, mais de couleur brunâtre, couleur tirant sur la nuance chocolat.

Il y a donc eu un épanchement sanguin, ou bien une sorte de filtration sanguine. M. Cruveilhier ne se contente point de cette incision, il coupe largement avec les ciseaux tout cet épiderme soulevé, et nous découvrons ainsi comme une véritable cavité aplatie, circonscrivant à peu près tout le talon, une sorte de décollement. Cette cavité paraît s'être creusée aux dépens de cette couche de l'épiderme que l'on appelle couche muqueuse de Malpighi, et qui, dans la production des phlyctènes, des ampoules, des larges vésicules aplaties qui résultent de l'application des vésicatoires, joue le rôle capital, car c'est elle qui se liquéfie et qui produit en partie le liquide de la vésicule. Les parois du décollement que nous venons de décrire étaient donc constituées : 1° en dehors, par l'épiderme, par la couche cornée, si épaisse, si dense, si résistante en cet endroit ; 2° en dedans, par le derme lui-même. Ce qui a disparu, c'est la couche muqueuse de Malpighi.

C'est seulement après avoir excisé tout cet épiderme dur et résistant que nous avons aperçu sur la paroi dermique du décollement une tumeur qui est l'anthrax en question.

Mais, avant de présenter une description détaillée de cette tumeur, il importe que nous précisions l'importance et que nous cherchions la signification du décollement, dont l'étude, peut-être un peu longue, vient de nous occuper :

1° A quoi correspond-il, dans la symptomatologie de l'anthrax ordinaire et commun ?

2° N'est-ce point là la cause véritable qui explique pourquoi l'anthrax du talon a jusqu'à présent échappé ? N'est-ce point ce décollement qui a masqué l'anthrax et en a imposé à tous, en le faisant prendre pour un simple abcès sous-cutané ?

Nous allons procéder à l'examen de ces deux questions, qui ne nous paraissent point dénuées d'importance.

1° Si nous consultons nos auteurs classiques, nous trouvons dans Boyer, par exemple, la phrase suivante : « Il s'élève promptement au sommet de cette tumeur une ou plusieurs pustules, sous lesquelles on trouve », etc. Plus loin, le même auteur dit encore : « Son sommet, couvert d'une vésicule livide qui contient une matière ichoreuse, brune... »

Marjolin, dans son article du *Dictionnaire en 30 volumes* : « On a » observé à son sommet, dès les premiers jours, une vésicule aplatie, » remplie d'un liquide roussâtre, sanguinolent, comme dans la pustule » maligne. »

Nélaton, dans son *Traité de pathologie*, 1ʳᵉ édition, 1844, dit : « La » rougeur qu'elle présente est vive à sa base et violacée à son som- » met ; l'épiderme qui recouvre cette dernière partie est soulevé, sur » un seul ou sur plusieurs points, par de la sérosité sanguinolente, qui » le déchire et le détruit dans toute l'étendue de son DÉCOLLEMENT. »

On trouve dans le *Compendium* de chirurgie : « Puis *l'épiderme qui* » *surmonte la tumeur se soulève*, se détache, et laisse voir au-dessous » de lui le derme livide, tendu, luisant. »

M. A. Guérin dit expressément, dans son article du *Dictionnaire de médecine et de chirurgie pratiques* : « A son centre apparaît une phlyc-
» tène.»—Follin : «Cette tumeur se recouvre assez souvent à son centre
» d'une vésicule qui renferme un liquide roussâtre, sanguinolent. »

On trouve enfin dans l'excellent *Manuel de pathologie* de MM. Jamain et Terrier : « Cette tumeur présente à sa surface des phlyctènes rem-
» plies d'un liquide séro-sanguinolent. »

Nous pensons, après cette accumulation de preuves, avoir bien montré la constance de ces phlyctènes, de ces décollements de la couche cornée de l'épiderme, qui sont remplis de sérosité roussâtre ou brunâtre.

Eh bien ! n'est-il point admissible que cette vaste cavité sous-épidermique qui occupait à peu près tout le talon, cavité remplie d'un liquide brun, puisse être rapprochée des phlyctènes et des vésicules de l'anthrax ordinaire ?

Comme ces phlyctènes, elle est formée par le soulèvement de l'épiderme ; seulement ici l'épiderme est d'une extraordinaire épaisseur, c'est le plus épais de l'économie. Il n'est donc pas étonnant que l'aspect soit tout autre, que la vésicule ne se soit point spontanément perforée, et que le liquide ait décollé largement tout autour de l'anthrax, ne pouvant se frayer une route à travers les couches périphériques.

Le liquide contenu est, du reste, de même couleur. L'analogie de nature nous paraît donc complète : ce sont deux phénomènes dont il faut savoir saisir l'unité et l'identité, sous la diversité d'allure symptomatique et d'aspect extérieur.

2° Nous nous sommes demandé si ce ne serait point là la cause pour laquelle l'anthrax du talon a, jusqu'à présent, échappé à la sagacité des observations. Il est incontestable que le plus habile chirurgien non prévenu croira avoir affaire à un petit abcès sous-cutané ; il reconnaîtra la fluctuation, il incisera, verra sortir un liquide brunâtre : il en conclura à l'existence antérieure d'une petite hémorrhagie au milieu du décollement ; puis, étonné de la persistance des douleurs, il agrandira l'incision, pressera autour, verra enfin sortir quelques matières bourbillonneuses, qu'il prendra pour du pus ordinaire un peu épaissi, et pensera que l'abcès sous-cutané a été un peu plus long, un peu plus douloureux que de coutume. Il est, en effet, matériellement impossible d'apercevoir l'anthrax sans exciser en entier l'épiderme décollé. Mais, dira-t-on, l'anthrax est une tumeur saillante, acuminée, conique ; comment se fait-il que l'on ne la sente point et que l'on ne l'aperçoive point, à cause précisément de sa saillie ? Comment ne pointe-t-elle pas sous l'épiderme, si épaissi qu'on le suppose ?

Nous répondrons à cette objection, certainement fort plausible :

1° Que l'anthrax du talon (nous le verrons par la description ci-après de la tumeur elle-même) n'est point si saillant, si élevé, qu'on le pourrait croire, d'après ce que l'on a appris dans l'étude de l'anthrax commun.

2° Comment veut-on que le gonflement du talon n'efface point le relief de l'anthrax ? S'il n'existait rien de semblable au décollement rempli de liquide dont nous avons fait l'étude, certainement l'anthrax trancherait par son relief sur des téguments sains et normaux. Mais, dans le cas présent, tout est gonflé autour ; il n'émerge point. De plus, la douleur très-vive dont se plaint le malade, à la moindre pression, gêne toute recherche et toute palpation attentives.

Nous avons résolu, et, nous l'espérons, dans un sens favorable à nos idées, les deux questions que nous avions incidemment soulevées. Il nous sera possible maintenant de répondre à notre description là où nous l'avions laissée, et nous allons indiquer quels caractères spéciaux ont été trouvés à la tumeur qui fait l'objet de notre observation Ire.

Après avoir nettoyé, lavé le décollement rempli de pus bleuâtre, on aperçoit tout au fond une tumeur de la grosseur d'une petite noix de forme conique, mais le sommet en est aplati. Ce léger aplatissement semble résulter d'une petite eschare qui occupe le sommet et qui s'est affaissée sur elle-même. Au sommet et sur le pourtour on remarque plusieurs gouttelettes grisâtres. On presse énergiquement sur la petite tumeur, et on constate qu'à chaque gouttelette correspond un petit orifice, duquel la pression fait sourdre un peu de pus. C'est en voyant cette série de détails, et surtout en remarquant l'eschare centrale et les nombreux petits trous dont est criblée la tumeur, comme en pomme d'arrosoir, que l'on a pu préciser sa nature. L'incision cruciale de cette tumeur a montré que l'intérieur était plein d'un pus infiltré dans les mailles du tissu, mais rien n'était collecté. C'est ce pus épais et filamenteux qui, à la pression, sortait des nombreux petits trous disposés sur le pourtour de l'eschare centrale.

Nous pensons, avant d'aller plus loin et avant d'indiquer comment se guérit habituellement l'anthrax du talon, devoir résumer les caractères constatés sur la tumeur dont nous publions la description dans notre observation, et devoir montrer que ce sont là les caractères de l'anthrax.

En effet, tout le monde sait qu'il n'y a guère de tumeur anthracoïde sans eschare au centre et au sommet. Nous pourrions citer, pour établir cela, les expressions mêmes des principaux auteurs; nous croyons cela inutile. Cette eschare est de couleur variable, noirâtre, jaunâtre; peu importe, elle existe néanmoins toujours ou presque toujours. Or nous trouvons dans notre observation la mention nette et expresse de l'existence d'une eschare centrale.

Nous croyons devoir présenter les mêmes réflexions à propos de l'existence de trous nombreux criblant la tumeur.

Ainsi nous lisons dans le *Compendium de chirurgie:* « Plus tard le
» derme se perfore de dedans en dehors, en plusieurs points, et laisse
» échapper des gouttelettes d'un pus grisâtre. Enfin les trous s'agran-
» dissent, et on voit alors se présenter à chaque ouverture les bour-
» billons correspondants à chaque alvéole sous-dermique enflammée.
» La peau est souvent décollée et détachée au loin, et, lorsque la
» tumeur est vidée, le derme criblé de trous correspondants à des ca-
» vernes vides ressemble assez bien à un guêpier : d'où le nom de *ves-*
» *pagus, vespasio,* qui a été donné par quelques auteurs à cette variété.
» Dans les vastes anthrax on aperçoit quelquefois, dans la profondeur,
» l'aponévrose percée de trous, par lesquels on fait sourdre le pus

» en pressant sur les parties voisines, ce qui indique une infiltration
» purulente profonde, plus ou moins étendue. Dans ces cas, la peau est,
» toujours plus ou moins livide, bleuâtre, et comme déchiquetée. »
Rien ne serait plus facile que de compulser tous les auteurs qui font
autorité dans la matière et de montrer que tous attribuent à l'anthrax
ce même caractère. Or ce caractère, nous le trouvons formellement
indiqué dans notre observation Ire. Il reste aussi un détail qui appar-
tient bien à l'anthrax : c'est la violente douleur qui accompagne la formation de la tumeur; c'est la douleur encore plus violente que manifeste le malade au moment où l'on incise, douleur que l'on peut, sans
crainte d'exagération, qualifier d'atroce, et qui est certainement beaucoup plus vive que celle qui accompagne l'ouverture d'un abcès ou
d'un phlegmon quelconque. Or nous conclurons encore en remarquant
que ce caractère se trouvait mentionné aussi nettement que les autres.

C'est donc bien à un anthrax que nous avions affaire : ce que nous
décrivons porte les signes pathognomoniques de l'anthrax. Il ne nous
reste plus aucun doute, et nous espérons que les objections qu'au-
raient pu nous présenter nos Juges et nos lecteurs sont maintenant
écartées d'une façon définitive. Nous sommes arrivé maintenant au
but essentiel de ce travail, qui était la démonstration de l'anthrax du
talon.

Le principal de notre tâche est fait ; il nous reste simplement à com-
pléter l'histoire et à préciser quelques nuances de l'affection en question.

Nous étions resté à l'évolution de la tumeur, après l'incision cruciale. La marche est aussi naturelle, aussi simple que possible. Un peu
de suppuration s'établit, qui contribue à faciliter l'élimination des parties dont la vitalité a été trop sérieusement atteinte ; puis les tissus se
réparent peu à peu. On est étonné de voir chaque jour la tumeur acuminée perdre son relief, s'aplatir, se fondre peu à peu avec les tissus
voisins, c'est-à-dire avec le derme voisin dénudé par l'excision de
l'épiderme, comme nous l'avons peut-être trop longuement exposé.
La place qu'occupait la tumeur sur ce derme mis à nu finit par n'être

plus reconnaissable qu'au moyen de la constatation, en cet endroit, d'un reste de suppuration.

Mais il se fait aussi un travail analogue du côté de l'épiderme. Le vaste cercle que formait la partie sectionnée va se rétrécissant concentriquement ; puis il finit par tout recouvrir, et la guérison est faite, à moins qu'il ne survienne quelque complication. Il est bon de ne pas perdre de vue ce travail de prolifération épidermique et de remarquer en même temps la vitalité de ce tissu, que sa consistance cornée pourrait faire croire, au premier abord, moins apte à se reconstituer et se reproduire.

TERMINAISONS ET COMPLICATIONS

1° L'affection se termine par la guérison pure et simple ; 2° l'affection peut se terminer comme on le trouve mentionné dans notre observation Ire.

Il peut se faire qu'au moment où la réparation des tissus semble complète et parfaite, le malade veuille enfin mettre le pied à terre et qu'il éprouve une très-vive douleur dès que le pied touche le sol. Il ne manquera pas d'appeler l'attention du médecin sur cette fâcheuse circonstance, et alors on apercevra que l'épiderme de nouvelle formation, sur la vitalité et la promptitude de réparation duquel nous n'avons pas manqué d'insister, ne semble pas dans un état parfaitement normal. Il semble soulevé en certains points, comme si une collection liquide placée au-dessous le refoulait et le gonflait. Les points ainsi saillants sont aussi plus blancs que tout à côté. Par la palpation, on les trouve un peu fluctuants. Si on les incise, comme dans notre cas, on s'apercevra qu'il y a au-dessous un peu de pus collecté qui s'écoule.

Quelle est la signification de ce phénomène, qui retarde ainsi la guérison définitive ? Nous pensons qu'il y a eu inégalité, dans la rapidité de la réparation, entre l'épiderme et le derme. Pendant que l'épiderme rétrécissait, chaque jour, son cercle concentrique, le derme, dénudé et irrité, continuait à suppurer.

Il suffit que l'épiderme soit arrivé à la fin de son travail avant la guérison définitive du derme. Il a alors recouvert des portions de derme qui suppurent encore un peu. Le pus sécrété s'accumulera donc au-dessous et formera ces petites collections que nous avons montrées.

Il y a bien d'autres modes de terminaison possibles. Ces modes de terminaison seront probablement mis en lumière, une fois que l'attention aura été appelée sur l'anthrax du talon et que l'on saura le trouver au-dessous de l'épiderme corné. Il n'y a rien d'illogique à penser que les altérations du calcanéum puissent survenir, comme survient par exemple la nécrose de la première phalange, à la suite du panaris de la phalangette.

Peut-être aussi trouvera-t-on ces complications de phlébite qui ont été trouvées pour les anthrax du visage et surtout de la lèvre. Mais, en tous cas, il ne nous est encore rien possible d'affirmer, si ce n'est la possibilité d'une phlébite, quand l'anthrax s'étendra vers les origines, soit de la veine saphène interne, soit de la veine saphène externe. On verra probablement aussi survenir de ces anthrax, qui gagneront tout autour et s'étendront de loin en loin, dénudant et ulcérant de vastes surfaces.

DIAGNOSTIC

Après ce que nous avons dit, le diagnostic ne doit plus laisser aucune espèce de difficulté. Quand on connaît les caractères habituels de l'anthrax, quand on sait maintenant que l'anthrax du talon se cache sous les masses épidermiques de la région, il suffira de le rechercher pour le trouver.

Un caractère qui devra tout d'abord faire soupçonner une affection de ce genre, c'est l'extrême vivacité de la douleur. Tout malade qui accusera des douleurs atroces devra être scrupuleusement examiné à ce point de vue, et nous sommes persuadé qu'une recherche attentive amènera la découverte de l'anthrax du talon.

Il n'importe pas moins cependant de retracer le diagnostic différentiel entre l'anthrax et les affections qui peuvent le simuler. Et tout d'abord nous parlerons des caractères qui le distinguent de la pustule maligne, car une confusion de ce genre aurait de très-graves conséquences. Dans les deux cas, une eschare peut se produire au sommet de la tumeur, et ce ne sont que les anthrax porteurs d'une plaque sphacélée considérable qui peuvent induire en erreur. Mais il faut savoir que l'eschare de la pustule maligne n'atteint jamais des dimensions assez grandes dans un espace de temps très-court; il lui faut au moins trois jours, tandis que celui de l'anthrax peut survenir avec une extrême promptitude. Elle n'est jamais entourée, comme dans la pustule maligne, d'une couronne de vésicules. L'anthrax comporte en même temps une rougeur très-vive, comme érysipélateuse, survenue presque en même temps que le sphacèle. La pustule maligne n'a autour d'elle que des tissus pâles. La rougeur n'apparaît chez elle qu'après avoir été précédée, au minimum pendant vingt-quatre ou quarante-huit heures, d'un gonflement sous-cutané incolore.

Dans le cas d'anthrax, il y a absence de gonflement diffus tout autour : on sent, dans l'étendue de quelques millimètres, une base dure ; mais au delà le tissu cellulaire est souple, sans gonflement et sans empâtement. Au contraire, la pustule maligne a un gonflement périphérique considérable. De plus, autre caractère différentiel, cette tuméfaction est à peu près indolore, au moins pendant quelques jours, tandis que l'anthrax s'accompagne d'atroces douleurs lancinantes. A la douleur l'anthrax joint toujours un léger état fébrile, quoique le mal soit tout récent. Dans la pustule maligne, point de fièvre au début ; après quatre ou cinq jours seulement, éclate la fièvre au moment où l'eschare commence à s'éliminer. Il y a enfin le signe de Maunoury : enfoncez une épingle au centre de l'eschare, à un centimètre de profondeur. Si c'est un furoncle, un anthrax, il sortira du pus dès le troisième ou quatrième jour ; si c'est une pustule charbonneuse, il n'en sortira jamais avant le dixième jour.

Nous pourrons résumer dans un tableau synoptique les caractères différents des deux maladies. On nous pardonnera d'insister un peu longuement sur ce point ; mais un intérêt capital s'y attache, un intérêt clinique et chirurgical de premier ordre.

Anthrax	Pustule maligne
Eschare quelquefois très-prompte.	Eschare plus lente.
— — très-large.	Ne devient considérable qu'après trois jours.
Quelques vésicules, mais jamais une couronne complète.	Toujours entourée d'un cercle de vésicules.
Rougeur très-vive	Jamais de rougeur au début.
— survenue très-promptement.	Gonflement incolore au moins deux ou trois jours.
Absence de gonflement diffus autour.	Gonflement phériphérique considérable.
Atroce douleur lancinante.	Gonflement totalement indolore.
Etat fébrile quelquefois grave dès le début.	Jamais état fébrile au début.
Etat gastrique accusé dès le début.	Jamais d'état gastrique au début.
	La fièvre n'éclate qu'après quatre ou cinq jours.

Signe de Maunoury

Sort du pus dès le troisième ou quatrième jour.	N'en sort jamais avant le dixième jour.

C   6

Nous pensons qu'un simple coup d'œil jeté sur ce tableau permettra de résoudre la question et de soumettre le malade au traitement qui convient, traitement si différent suivant que l'on a à combattre l'une ou l'autre des deux affections en présence, qu'il est absolument indispensable d'appuyer le diagnostic sur des bases inébranlables.

Nous passons maintenant à l'étude du diagnostic différentiel avec le phlegmon circonscrit. Il est certain que cette affection, dont il nous a été impossible de trouver un grand nombre d'exemples dans les auteurs, existe assez fréquemment, à cause de la constitution anatomique spéciale de la région. La masse de tissu cellulo-graisseuse qui est au-dessous de la peau, la facilité des contacts, des frottements rudes, des traumatismes d'ordre quelconque, la présence de la bourse séreuse de Lenoir, constituent un ensemble de conditions merveilleusement disposées pour la production de phlegmons circonscrits. Nous ne dirons rien des phlegmons diffus, car leur existence est bien difficile à comprendre et à admettre dans un tissu cellulaire aussi solidement cloisonné, aussi fermement bridé de tout côté. Ici les inflammations du tissu conjonctif naissent et meurent sur place.

Un phlegmon circonscrit se distinguera difficilement, à cause de l'intensité des douleurs, dues à l'étranglement des tissus enflammés ; à cause de la tumeur, qui sera, dans cette affection comme dans l'anthrax, peu saillante et probablement aussi, dans la majorité des cas, cachée sous un épiderme racorni. Cependant on remarquera que les tendances au sphacèle de la peau, ou tout au moins du derme (car l'épiderme, dans cette région, est à l'abri de toute atteinte semblable), est bien moindre dans le phlegmon, que les douleurs sont moins persistantes, qu'elles s'apaisent après l'incision et ne tardent pas à disparaître. Du reste, ici une confusion momentanée serait d'importance médiocre, car c'est à peu près le même traitement qui est indiqué dans les deux cas.

On distinguera des abcès dermiques d'une façon bien simple : par l'excision de la couche cornée et l'inspection minutieuse des parties mises à nu. Nous sommes persuadé que, si l'anthrax a à peu près totalement échappé, c'est parce qu'on l'a toujours pris pour un abcès intradermique, dont la durée se montrait étrangement longue. Quand, au contraire, il s'agira d'un abcès sous-cutané, la distinction sera bien facile à établir : une incision fera sortir du pus liquide et affaissera complétement la tumeur constatée. Est-ce un anthrax, au contraire, il ne sort point de flot de pus sous le coup de bistouri, car le pus est infiltré; de plus, la partie saillante, tuméfiée, ne disparaît pas tout à coup; elle s'efface peu à peu.

Ajoutons que le pus ne se collecte qu'avec peine dans un tissu ainsi parcouru par des brides fibreuses.

S'il s'agissait d'un abcès profond venu de l'os, il se reconnaîtrait surtout à la fluctuation, à l'indolence relative, et à cette circonstance qu'il s'est développé avec une lenteur graduelle et sans phénomènes extérieurs d'inflammation.

Nous pourrions citer ensuite et énumérer fastidieusement une série d'affections siégeant au talon, n'y présentant rien de spécial, bien difficiles à confondre avec la maladie qui fait l'objet de notre travail. Ainsi les fistules résultant d'une carie, d'une nécrose du calcanéum, n'en imposeront pas longtemps, car l'introduction d'un stylet dans le trajet de la fistule nous conduirait sur un os dénudé, rugueux, manifestement malade. Une tumeur osseuse développée aux dépens du calcanéum frappera toujours l'observateur le moins attentif, par la lenteur de son développement, sa dureté spéciale; par la profondeur du gonflement, l'intégrité des parties externes.

Le mal perforant peut accidentellement siéger non loin du talon ; mais il serait presque ridicule d'énumérer et de préciser les caractères différentiels.

Il y a, enfin, certains ulcères du talon qui peuvent être pris pour des anthrax, ayant gagné tout autour et ayant envahi progressivement. On en a vu qui occupaient toute l'étendue d'une fesse, par exemple. De même il est possible de trouver dans la région du talon des surfaces excoriées, saignantes, bourgeonnantes, ayant plutôt de la tendance à s'étendre qu'à se cicatriser et à se fermer. Si nous en jugeons par ce que nous avons lu sur la question, ces vastes ulcères sont d'une extrême rareté. Nous n'avons trouvé que la mention d'un seul cas : d'où il est possible de conclure que l'anthrax du talon ne prend que bien rarement l'allure phagédénique ; car l'anthrax, quoique assez rare, existe. On le retrouvera maintenant sous les couches qui le cachaient. L'exemple d'ulcère que nous avons trouvé a été présenté à la Société anatomique par M. Broca, en 1849 (vol. XXIV, pag. 75). Cette affection occupait le talon depuis plus d'une année; elle s'étendait et s'élargissait avec lenteur. L'amputation fut faite, et l'examen microscopique montra qu'il s'agissait d'un épithélioma. Nous croyons que la confusion sera toujours facilement évitée entre cette affection et l'anthrax; car l'anthrax, dans la région qui nous occupe, n'a pas de tendance à prendre une allure qui puisse permettre une confusion. Enfin son début, ses symptômes, sa marche, la distinguent nettement du durillon forcé, ainsi que de l'hydrosadénite.

Il nous reste enfin, après avoir fait le diagnostic de l'affection, après avoir reconnu sa présence, à étudier le diagnostic de la cause. L'anthrax étant bien constaté, à quoi doit-on l'attribuer ? Ceci est fort difficile, l'étiologie générale manquant encore de précision ; mais nous pensons qu'il y aura presque toujours lieu d'invoquer les irritations externes, frottements répétés, contacts irritants, etc.

TRAITEMENT

Peu d'affections ont donné lieu à de telles discussions et à de telles inventions chirurgicales. La gravité extrême, mortelle, de l'anthrax, certaines circonstances, sa bénignité si complète dans d'autres cas, la variété de siége, devaient forcément amener les auteurs à de grandes divergences dans la conception et dans l'application du traitement. Les uns, ayant vu surtout des cas redoutables, ont été entraînés vers une thérapeutique très-énergique ; les autres, croyant peu, d'après leur expérience, à la gravité du mal, inclinèrent vers la non-intervention. De plus, tel mode d'intervention, utile dans une région déterminée, pouvait être nuisible dans telle autre. Les détails de la structure des régions, leurs rapports différents, les connexions de leurs vaisseaux, commandent souvent une conduite fort différente.

Nous exposerons, en premier lieu, les principaux modes de traitement, leurs avantages et leurs inconvénients, et nous verrons ensuite ce qui convient le mieux à l'anthrax du talon.

En remontant aux premières années de ce siècle, on trouve la discussion entre Dupuytren et un grand nombre de chirurgiens de son époque. Pour Dupuytren, il y avait étranglement dans les aréoles du derme : il fallait donc débrider ; en même temps on facilitait l'expulsion des parties mortifiées. Les autres, peu préoccupés du côté anatomique de la question, voyaient surtout le phénomène inflammatoire et employaient un traitement antiphlogistique.

D'abord, soins généraux, fomentations, cataplasmes émollients ou narcotiques ; et, si ce traitement émollient restait sans effet, on recourait à des moyens énergiques : sangsues, ventouses scarifiées, saiguées générales et locales. Quoique les idées théoriques de Dupuytren ne soient plus complétement acceptées, sa pratique, après de nombreuses discussions, est généralement adoptée.

En effet, il a montré par des raisons solides l'excellence de sa méthode. Il cite même, à l'appui de ses idées, plusieurs observations d'anthrax dans lesquelles il a pu suivre, comparativement, les phénomènes dans une moitié incisée et dans une autre laissée intacte, observations qui ont mis hors de doute l'efficacité des incisions.

Nélaton, longtemps hostile au principe de l'incision cruciale, a fini par s'y rallier complétement.

On trouve, en effet, dans la 1re édition de son *Traité de pathologie externe* : « On proscrira toute incision ; à chaque pansement, on exer-
» cera sur la base de la tumeur une pression modérée, afin de faciliter
» l'évacuation du pus et de toute la matière pulpeuse. Des applications
» émollientes, le repos le plus complet, un régime doux et un purgatif
» léger, si l'anthrax se lie à un état général, compléteront le traitement. »

Comme nous l'avons dit, Nélaton changea d'opinion et se rallia au traitement de Dupuytren.

L'incision fut modifiée d'une façon très-heureuse par M. Alph. Guérin. Dans dans son article du *Dictionnaire de médecine et de chirurgie pratiques*, ce chirurgien expose sa méthode, qui consiste à enfoncer un bistouri étroit dans la base de la tumeur, en le faisant glisser obliquement sous la peau ; puis on le promène suivant tous les sens dans l'intérieur de l'anthrax. L'incision sous-cutanée aurait l'avantage d'éloigner les chances de phlébite et surtout d'érysipèle.

Tels sont les principaux modes de traitement que l'on emploie d'une façon courante. Mais, à côté de cela, il existe bien des variétés ; ainsi on a préconisé l'incision cruciale au moyen du thermo-cautère et la cautérisation profonde de toute la tumeur au fer rouge. Les caustiques ont été également préconisés. Payan (d'Aix) a publié des cas guéris par la cautérisation au moyen du caustique de Vienne. Travers a écrit un mémoire sur le traitement par la potasse caustique.

Les idées modernes touchant le rôle des vibrions dans la production de beaucoup de maladies ont conduit à l'adoption d'un certain nombre de traitements antiseptiques.

Ainsi M. Jules Guérin fait appliquer un vésicatoire de forme circulaire et troué au centre. Le vésicatoire produit une énergique révulsion snr toute la base de la tumeur, pendant que, grâce au trou percé au centre, on peut mettre au contact de la partie qui suppure des agents antiseptiques, tels que l'acide phénique.

Peter Eade recommande l'introduction, dans les ouvertures qui se produisent spontanément, de petits filaments de charpie imbibés d'une solution forte d'acide phénique. On porte ainsi au centre même de l'anthrax l'agent qui doit détruire les microbes. Autour on pratique des injections sous-cutanées d'acide phénique.

Clever a employé l'acide phénique d'une manière un peu différente : il pratique, dans le plein milieu de la masse enflammée et douloureuse, des injections interstitielles de ce liquide. Lœwemberg emploie, comme agent antiseptique, l'acide borique. Il lui attribue un pouvoir beaucoup plus considérable pour détruire les bactéries. Il l'emploie en injections, en lavages : il nettoie les parties de la peau qui sont voisines, afin de prémunir ces parties contre l'agent infectieux transporté par le pus.

Nous devons signaler, à côté de ces méthodes, qui ont toutes pour elles l'appui d'un certain nombre de chirurgiens expérimentés et qui sont assez souvent employées, d'autres méthodes moins connues et dont les indications spéciales ne sont pas très-bien déterminées. Ainsi Marjolin, suivant en cela l'exemple du professeur Hebra, de Vienne, faisait un mélange de sel de cuisine et de glace : c'est là un des mélanges réfrigérants les plus employés et les plus énergiques. Il en entourait complétement la tumeur.

Buisson (de Bordeaux) a préconisé l'emploi d'un séton traversant la base de l'anthrax.

M. Hamon de Fresnay dit avoir réussi par l'application de la ventouse mécanique; mais cet appareil est peu employé, à cause de son extrême complexité et de son prix élevé. Il a, néanmoins, l'avantage de pratiquer une aspiration énergique; et, une fois la tumeur percée, soit par le bistouri, soit spontanément, il permet de la débarrasser très-facilement des liquides et du pus qui l'encombrent, et de hâter ainsi la guérison.

D'autres ont essayé l'aspiration sous-cutanée, en enfonçant dans l'anthrax l'aiguille d'un des appareils communément employés.

Chacun sait combien, depuis quelque temps, la méthode du grattage des fongosités articulaires, du grattage des os cariés, des parois d'abcès froids, a pris d'importance. Tout le monde sait quels succès on a si souvent obtenus par cette méthode, qui a l'avantage d'enlever les tissus malades, et principalement les tissus tuberculeux. Si la tuberculose est une maladie infectieuse, il est certain qu'en laissant dans un os ou une articulation des fongosités où se trouve le bacile de la tuberculose, aucune guérison ne sera possible, car l'ennemi reste dans la place. Ce qu'il importe, c'est d'enlever les tissus contaminés, lesquels transmettraient aux parties voisines le germe de la contamination: c'est ce que l'on obtient au moyen du grattage. L'anthrax ayant été considéré comme contagieux, cette méthode lui a été appliquée.

M. le professeur Lefort a fait à la Société de chirurgie une communication touchant un procédé employé à Saint-Pétersbourg pour guérir radicalement l'anthrax : on fait d'abord une incision longitudinale ; puis on gratte toute la tumeur au moyen d'une curette puissante, et on ne cesse que lorsque tout, absolument, paraît enlevé.

M. Labbé a employé ce mode de traitement dans certains anthrax, qu'il appelle *ligneux*, qui sont extrêmement durs et qui semblent ne s'acheminer que très-lentement vers la suppuration et la terminaison. Cet auteur admet parfaitement le grattage, pour les anthrax de ce genre ; mais il préfère l'incision cruciale et la cautérisation au fer rouge, pour les anthrax ordinaires.

Si nous cherchons à tirer de l'exposé qui précède des règles précises pour le traitement de l'anthrax du talon, nous pensons qu'on ne saurait mieux faire, dans une région où le derme est si fibreux et l'épiderme si épais, que d'inciser crucialement jusqu'au fond de la tumeur

et de presser vigoureusement tout autour, afin de faire sortir les bourbillons.

Observation première
(Originale)

X., âgé de cinquante-cinq ans, représentant de commerce, entre à la
Maison municipale de santé le 19 mars 1883 (service de M. Cruveilhier).
Cet homme, de constitution peu robuste, délicat depuis son enfance,
n'a cependant pas eu de maladies antérieures graves. Il nous raconte
avoir éprouvé, il y a un an, des pertes d'argent considérables, jointes à
la perte de plusieurs proches parents. Il se trouvait dans un état étrange
d'abattement moral considérable ; affaissé, découragé, sans énergie ;
sa nutrition était languissante. Il n'avait aucune appétit. Il ne pouvait
manger, à moins de se servir d'excitants : vin de quinquina, vin de Colombo. Digestions traînantes, sommeil pénible, constipation habituelle.
Cet individu est un peu maniaque. A ce moment, il y a une dizaine de
mois, il a eu ce qu'il appelle un panaris, consistant, d'après son dire,
en une tumeur un peu conique, douloureuse, siégeant sur la face
dorsale de l'index de la main droite, à la dernière phalange. Le pus
est sorti par deux ou trois orifices. Comme le soulagement ne se pro-
duisait pas vite, il est allé voir un médecin qui lui a fait une incision
cruciale. Les douleurs se sont un peu calmées ; mais, comme elles ne
disparaissaient pas, il est entré une première fois à la Maison municipale de santé. On a remarqué non loin de l'incision quelques pla-
ques noirâtres, d'aspect gangréneux. Les os, lui a-t-on dit, sont atteints,
et on a amputé la dernière phalange de l'index. Nous aurons probablement affaire à un panaris anthracoïde ; mais on ne saurait l'affirmer,
car il a été impossible de retrouver les détails de cette première affection.

Revenons à l'affection actuelle. Le malade a éprouvé, une dizaine de
jours avant son entrée à l'hôpital, pendant qu'il faisait ses courses (il

C   7

est obligé de *marcher* toute la journée), un peu de douleur au talon gauche ; il a continué néanmoins. Puis les douleurs ont augmenté, à tel point qu'il a dû rester immobile chez lui. A ce moment, il était toujours, comme au temps de son panaris, dans cet état de nutrition mauvaise et de troubles digestifs que nous avons indiqué. Il a cru d'abord qu'il avait été blessé par une chaussure mal faite. Il a changé ; mais, n'ayant pu définitivement marcher, il est resté couché chez lui pendant huit jours, avant son entrée. Il éprouvait des douleurs lancinantes, atroces ; il dit qu'il ne croit pas qu'on puisse en éprouver de plus cruelles ; il ne dormait pas du tout. Ayant examiné son talon, il s'est aperçu qu'il était très-enflé ; il a vu ensuite que la peau devenait blanche : il a cru avoir un abcès, et est entré pour se le faire opérer.

A son arrivée, nous sommes frappé, avant d'examiner le pied malade, de la propreté douteuse du pied de l'autre côté. Le malade nous dit qu'il suait énormément ; que la moindre marche humectait ses chaussures, et qu'il avait une très-grande peine à se tenir rigoureusement propre.

Nous examinons son état général, qui n'est pas mauvais, à part l'état gastrique. Pas d'appétit, langue sale, digestions très-lentes ; il a toujours soif et urine énormément. Cette circonstance nous engage à examiner les urines. Nous l'avons fait à plusieurs reprises, sans trouver la moindre trace de sucre. Il n'a pas maigri.

Nous examinons l'état local : le talon est entièrement recouvert, jusque sur les parties latérales du pied, par l'épiderme épaissi de la région, qui est soulevé par une collection liquide.

La fluctuation est très-nette et montre que le pus est très-superficiel ; il semble sous-cutané. La douleur, assez vive à la pression, ne naît pas spontanément. Absolument rien dans le reste du pied.

Le 23 mars au matin, M. Cruveilhier incise ; puis il coupe avec des ciseaux toute l'étendue de cet épiderme blanc et épais : il sort un pus dont la couleur est brunâtre. — On nettoie, après avoir excisé tout l'épiderme, le fond de la plaie, et on aperçoit, au milieu même, une petite tumeur conique, légèrement saillante. On voit normalement au

sommet et autour cinq ou six gouttelettes de pus qui sourdent, et que
la pression fait sortir par autant d'orifices distincts. Le sommet a un
trou plus grand, dont les bords sont brun jaunâtre; il y a là le reste
d'une eschare. Une incision en croix est pratiquée.

Dans l'intérieur, rien n'est collecté. Il y a un peu de pus infiltré
dans les mailles du tissu de la tumeur, mais ce pus n'est pas liquide.
L'incision est excessivement douloureuse.

On applique un pansement antiseptique.

Nous laissons le malade au repos pendant un mois. La réparation
se fait lentement et peu à peu.

Le 23 avril, un mois après, il semble guéri. L'épiderme s'est re-
formé et a recouvert totalement le siége de l'anthrax. Cependant il ne
peut appuyer le talon à terre sans de vives douleurs. Un examen attentif montre que l'épiderme reconstitué semble soulevé en certains
points. Il est plus blanc là qu'ailleurs. On coupe avec des ciseaux en
deux endroits: il s'écoule un peu de pus. L'épiderme s'était probablement réparé d'une façon trop prompte. Le malade reste quelques jours.
Il sort enfin le dernier jour du mois d'avril, complétement guéri et
pouvant appuyer modérément le pied.

Observation II

(Originale)

Panaris anthracoïde de la face palmaire de l'annulaire de la main droite.

A., vingt ans, employé de magasin. Bonne santé antérieure; constitution robuste, sèche, nerveuse ; entre dans le service le 22 mars, avec
un panaris. Un peu auparavant, il éprouvait un certain malaise; il avait
ce qu'il appelle un rhume de poîtrine, avec une toux grasse qui le fati-
guait un peu. Il se sentait sans forces, sans courage ; cependant il
avait conservé un excellent appétit et de très-bonnes digestions. Donc
pas d'état gastrique antérieur, contrairement à ce que l'on voit le plus
souvent. A part ce trouble interne, le malade, interrogé au point de

vue des irritations locales, répond que, employé à la vente des chaussures, il avait presque toujours les doigts salis et irrités par le cirage,
dont il ne pouvait se débarrasser que le soir, sa journée finie; de plus,
il ficelait les paquets, et, pour les serrer, la corde passait sur la face
palmaire du doigt qui est devenu malade. Il tirait, et l'effort de la corde
portait en grande partie sur ce doigt, qui était devenu assez sensible et
constamment rouge. Un jour, une ampoule s'est produite en cet endroit, après une fatigue plus vive ; puis il a déchiré son ampoule, et à
ce moment il a vu le doigt se gonfler. L'ampoule est-elle ici une des
causes locales du panaris anthracoïde?

Peut-être aussi est-ce la première manifestation de l'anthrax, qui
produit si souvent une phlyctène ou plusieurs.

A partir de ce moment, la première phalange de l'annulaire droit,
à la face palmaire, s'est gonflée graduellement. Et voici comment le
malade décrit cette tuméfaction; d'abord il faut mentionner que le dos
du doigt et le dos de la main correspondante étaient légèrement tumé-
fiés.

Quant à la face palmaire, elle n'a pas tardé à avoir une tumeur
occupant toute la première phalange; tumeur saillante, acuminée, que
le malade compare à une noix pour le volume, mais dont la pointe, l'extrémité effilée, aurait été tournée en dehors entièrement. Cette tumeur
rouge, violacée, était le siége d'élancements atroces, qui l'empêchaient
totalement de travailler et de dormir. A ce moment, il n'avait ni appétit,
ni repos, ni sommeil. Nous n'avons malheureusement pas vu le malade
à ce moment, et nous sommes forcé de nous en rapporter à ce qu'il
affirme pour juger de son état général et local. Il nous a été impossible de discerner, dans ses réponses, s'il y avait une petite eschare
au sommet.

Il se rend chez un médecin, qui lui fait une très-petite incision. Les
douleurs continuent, quoique un peu amoindries; il vient à la maison de santé. La tumeur est alors moins grosse qu'avant l'ouverture.
Elle est recouverte par quelques lames d'épiderme dur. On excise tout
cet épiderme; on met le reste à vif, et on trouve une tumeur dont le

sommet n'est pas aussi saillant qu'auparavant (d'après ce qu'affirme le malade), car c'est sur ce point qu'a porté l'incision du premier médecin. Autour on observe quatre ou cinq orifices nets, disposés sur le versant de la tumeur, s'enfonçant obliquement jusqu'à une grande profondeur. On incise crucialement: on voit les orifices se continuer assez loin. Par la pression, on les dégorge d'une matière jaune grisâtre, que notre chef de service nous affirme être autant de bourbillons.

L'incision cause au malade une violente douleur, qui se manifeste par une sorte de tremblement nerveux qu'il conserve quelques instants.

On enfonce un stylet, et on voit que le derme n'est point perforé, car on arrive jusqu'aux os.

Les mouvements sont parfaitements conservés: donc les gaînes sont intactes. L'affection ne siége donc pas au-dessous de la peau, mais bien dans la peau.

Les trous de la tumeur nous paraissent un peu plus grands que ceux d'un anthrax ordinaire.

La plaie se déterge peu à peu; les parties se réunissent très-facilement, et, le 17 avril, le malade sort presque complétement guéri.

Observation III
(Thèse de Danielopoulo)

G...; vingt-trois ans, musicien, entre le 9 juin 1868 à l'hôpital Lariboisière. Il y a dix jours, le malade s'aperçut qu'il avait à la main gauche, au niveau de l'éminence thénar, une petite tumeur à base rouge et à sommet blanchâtre. Au bout de quelques jours, elle devint le siége d'une tuméfaction considérable, avec chaleur, battement, douleur lancinante, réaction fébrile intense, maux de cœur, anorexie, insomnie complète, douleur le long du bras et dans le creux de l'aisselle. Un médecin appelé ouvre le foyer: il s'en écoule une grande quantité de pus, et le malade en éprouve un soulagement notable. A partir de ce moment, les symptômes fébriles vont en diminuant.

Aujourd'hui 10 juin, l'épiderme enlevé laisse le derme à nu : celui-ci est rouge vif. En pressant, on fait sortir du pus par de nombreux orifices. Toute l'éminence thénar est prise. Le malade est d'assez bonne constitution, un peu lymphatique pourtant; pas de maladies intérieures.

Rien d'anormal du côté des viscères thoraciques et abdominaux. Les urines ne contiennent ni sucre ni albumine; elles donnent par la chaleur un léger nuage ressemblant à du mucus, que quelques gouttes d'acide nitrique résolvent instantanément, et qui est dû à la présence de phosphates alcalins.

Le 11, le malade accuse du malaise; cependant il n'a pas de fièvre. —Léger purgatif. On place le membre dans une gouttière suspendue de telle façon que la main soit plus élevée que les autres parties. On applique sur la région malade des cataplasmes froids.

Observation IV

(Thèse de Danielopoulo)

X....., trente-cinq ans, ébéniste, entre à l'hôpital St-Louis, salle Ste-Marthe, n° 10, service de Foucher, pour une tumeur inflammatoire de l'éminence thénar. Cette tumeur datait de huit jours et avait succédé, d'après le dire du malade, à une piqûre produite par une écharde de bois. Elle était de la grosseur d'un œuf de poule, à base dure, entourée d'une auréole rouge, et son sommet brunâtre contenait plusieurs vésicules d'une sérosité sanguinolente. On diagnostique un anthrax.— Manuluve à l'eau de guimauve et cataplasme.

Quelques jours après, les vésicules dont était parsemée la tumeur se déchirent et laissent voir de véritables bourbillons. C'est alors que, pour hâter la guérison, Foucher eut recours à un procédé qu'il a employé le premier et toujours avec succès, ainsi que l'avance Trousseau, alors son interne, dont je tiens cette observation. Ce procédé consiste dans l'application sur la tumeur d'une ventouse à pompe.

CONCLUSIONS

Arrivé à la fin de ce travail, nous croyons utile d'en résumer en quelques propositions brèves et concises les principales idées :

1° Il existe une région du talon indépendante, à la fois, de la région plantaire et de la région du coude-pied. Elle s'en distingue par sa situation, par sa forme et, enfin, par sa constitution anatomique.

2° Il faut admettre, à côté de l'anthrax et du furoncle résultant de l'inflammation des glandes pilo-sébacées, un anthrax et un furoncle résultat de l'inflammation des glandes sudoripares. Ce qui en démontre l'existence, c'est le panaris anthracoïde de la face palmaire des doigts et de la paume de la main.

3° Parmi ces anthrax d'origine sudoripare, on doit placer l'anthrax du talon, qui est toujours caché à cause du décollement sous-épidermique; c'est ce décollement qui l'a fait prendre pour un simple abcès sous-épidermique ou sous-cutané. Il faut le chercher au-dessous de l'épiderme racorni.

4° L'anthrax du talon est probablement d'origine externe. Il résulte de frottements et d'irritations externes; il est très-douloureux, mais n'a aucune gravité.

5° Son diagnostic est facile : il s'agit d'exciser l'épiderme, au-dessous duquel on le trouvera.

6° Le traitement consistera dans l'incision cruciale après que la tumeur aura été mise à nu.

7° Il faut prévenir la trop rapide réparation de l'épiderme, car l'épiderme nouveau recouvrira des portions du derme qui suppurent encore un peu : d'où l'accumulation du pus et la nécessité d'une nouvelle incision.

INDEX BIBLIOGRAPHIQUE

Nous nous permettrons d'appeler l'attention de nos Juges et de nos lecteurs sur cet important chapitre. Ayant été obligé de passer en revue et de feuilleter rapidement tout ce qui a été écrit sur l'anthrax, nous pensons être utile aux travailleurs en mettant sous leurs yeux la liste complète des publications ayant trait à cette affection ; trop heureux de pouvoir leur épargner une si aride besogne :

CELSE. — Liv. V, section 28.

GALIEN. — Meth. med., liv. XIV, ch. x.

GUILL. DE SALICET, GUY DE CHAULIAC, Ambroise PARÉ. — Opera.

FABRICE D'AQUAPENDENTE. — Pentateuque, ch. XXVI.

HERBERA. — De Carbunculis Animadversiones ; in-4°. Pintiæ, 1604.

TOSI (Ant.). — De Anthrace seu Carbunculo Tractatus. Venise, 1618.

FRANK. — De Carbunculo Dissert. ; in-4°. Heidelbergæ, 1682.

BROMFIELD. — Chirur. Obs. and Cases. T. I, 1773.

BORDENAVE. — De Anthrace, theses anatomico-chirurgicæ ; in-4° ; Parisiis, 29 nov., 1763.

BUERKING. — Der Gutartig Carbunkel. In-8°., 1786.

POUTEAU. — Œuvres posthumes de chirurgie. Paris, 1783.

CHATENET. — Essai sur l'anthrax. Diss. inaugurale. Paris, 28 fructidor, an XI.

HUNTER. — Leçons sur les principes de la chirurgie. Édition Richelot. T. I, p. 676.

DESMANÈCHES. — Thèses de Paris, 1806.

MOUTON. — Dict. en 60 vol., article ANTHRAX, p. 181. Année 1812.

CODET. — Thèse de Paris, 1813.

VERGNIES. — Considérations sur l'anthrax contagieux. Thèse de doctorat. Paris, 1813.

SCHLIETER. — Arch. gén. de médecine, 2° série, t. XIV, p. 370.

BOYER. — Traité des maladies chirurgicales. Paris, 1818.

DUPUYTREN. — Leçons orales de clinique chirurgicale, t. IV.

PUGLIATTI. — Sopra un vastissimo Anthrace. Messina, 1821.

GIBSON. — The Institutes and Practice of surgery. 2° édit., 1827, vol. I.

BRIAULT. — De l'Anthrax bénin. Thèse Paris, 1827.

SANSON. — Dict. de méd. et de chir. pratiques. Paris, 1829, t. I.

MARJOLIN. — Dict. en 30 vol., art. ANTHRAX. Paris, 1833.

VIDAL (DE CASSIS). — Pathologie externe, t. I, 1839.

NÉLATON. — Eléments de path. chirurg. Paris, 1844, t. I, p. 384.

PROUT. — On the Nature and. Treat. of stomach. and urinary diseases. 1840.

KINGLOCKE. — The Edinburgh monthly Journal, 1852, t. XV, p. 18.

THOLOZAN. — Note sur l'épidémicité de certaines affections du tissu cellulaire, in Gaz. médic., 1853.

ROKITANSKY. — Lehrbuch der pathologischen Anatomie. Wien, 1855.

LEDWICK. — Dublin quarterly Journal of medic. sc., 1856.

WAGNER. — Contr. à la connaissance des rapports entre l'anthrax et le diabète. — Virchow's Archiv, 1857, t. XII.

FRITZ. — Du Diabète dans ses rapports avec les affections inflamm. et nécrosiques de la peau. Archiv. de médecine, 5e série, t. II, pag. 199 ; 1858.

BUISSON (de Bordeaux). — Anthrax traité par le séton, traversant la base de la tumeur. Union médic. de la Gironde, in Moniteur des hôpitaux, 1859, pag. 472.

TRAVERS. — Trait. par la potasse caustique, in Revue de thérapeut., analysé de Fr. médic. et pharmaceutique de 1859.

CHARCOT. — Documents concernant l'hist. des gangrènes diabétiques. Gaz. hebd., 1861, pag. 539.

PHILIPEAU et VULPIAN. — Diabète passager dans le cours d'un anthrax. Gaz. hebd., 1861, pag. 782.

FELDMANN. — Note sur le trait. du furoncle et de l'anthrax, in Gaz. hebd., pag. 453; 1862.

MAUGER-LAVENTE. — Des Phlegmasies furonculeuses. Thèse Paris, 1863.

COLLIS. — Dublin quarterly Journ. of medic. sc. Février 1864.

BOURGEOIS. — Sur l'Imp. d'une nomenclature fixe pour désigner les diverses sortes d'anthrax et la pust. maligne, in Gaz. hôpit., 1863.

A. GUÉRIN. — Mémoire sur le trait. de l'anthrax par les incisions sous-cut. Comptes rendus Ac. méd., 21 juin 1863.

A. GUÉRIN. — Article ANTHRAX du Dict. Jaccoud, 1865.

GOUGOUREX. — De l'Anthrax et de son trait. chirurgical. Thèse Paris, 1865.

WEBER. — Das Handbuch von Pitha und Billroth, 1865.

DENUCÉ. — Des Formes malignes du furoncle et de l'anthrax, in Comptes rendus du Congrès médic. de Fr., 3e session; Bordeaux, 1865.

TRELAT. — Article ANTHRAX, Dict. encyclopédique, 1866.

RICHARD. — Sur l'Opérat. de l'anthrax, *in* Gaz. des hôp., pag. 106, année 1866.

MARSOO. — Étude sur l'Anthrax. Thèses de Paris, 1866.Bulletin médic. du Dauphiné. Pansement à l'encens, analysé de la Fr. médic. et pharmaceutique de 1864.

NÉLATON. — Considérations sur l'Anthrax et une de ses complications. Journal de médecine et de chir. pratiques, 1865.

BROCA. — Phlébite du pressoir d'Hérophile et des sinus latéraux, provoquée par un anthrax de la nuque. Bulletin Soc. chirurgie, 1865.

GOSSELIN. — Rapp. sur le Mém. de M. A. Guérin sur le trait. de l'anthrax. Bulletin de l'Académie, 1866.

DANIELOPOULO. — Quelques Considér. sur le siége anatom. et la gravité de l'anthrax. Thèse Paris, 1868.

HAMON DU FRESNAY. — Nouveau Trait. de l'anthrax par la ventouse mécanique. France médicale, 1868.

PAYAN (d'Aix). — Congrès scientifique de France, 33e session, année 1867. Cautérisat. potentielle et caustique de Vienne.

LUTIER. — De l'Anthrax. Thèse Paris, 1869.

RICHET. — Du Traitem. de l'anthrax. Gaz. hôpit., 1868.

LETENNEUR (de Nantes). Du Trait. de l'anthrax, 1868.

CROLY. — Medic. Press and Circ., analysé dans le Jahresbericht über die Fortschritten der Medicin, 1868.

FOUCHER. — Nouveau Trait. de l'anthrax. Revue thérapeutique, 1868.

LARGHI-BERNARDINO. — Spaccatura et cauterizzazione coll'azotato d'argento not. abort. per la cura del vespajo. Annali universali, analysé dans le Jahresbericht, t. II, pag. 287. 1866.

STORTIN (G.) — Treatment of boils and carbuncles. Brit. med. Journ., 1868. Analysé *in* Jahresbericht. T. II, p. 287 ; 1868.

TILBURY Fox. — Boils and Carbuncles. Brit. med. J., analysé *in* Jahresbericht. 1866.

VERNEUIL. — Notes cliniques sur l'anthrax des lèvres, *in* Gaz. hebdomad., 1868.

J. PAGET. — Treatment of carbuncle. Lancet, january 1869. *In* Jahresbericht, 1869, p. 279, t. II.

ROSENWASSER. — Fatal Case of carbuncle. Philadelph. med. and surg. Report. June 1889. *In* Jahresbericht, 1869.

FRENCH JOHN GEORGE. — On the Subcutaneous Section of boils and carbuncles. Lancet, january 1869. *In* Jahresbericht, 1869.

EADE PETER. — On the Treatment of carbuncle. Lancet, decemb., II, pag. 800. 1868.

WILSON JOHN STAINBACK. — Remarks of Dr. Rosenwasser's case of carbuncle. Medic. and Surg. Report. Philadelphia, august 1868.

BROCA. — Ulcère du talon, vol. XXIV, 75ᵉ année, 1849. Société de chirurgie.

ANDRIEU. — De l'Anthrax. Thèse Paris, 1870.

REVERDIN. — Recherches sur les causes de gravité particul. des anthrax et des furoncles de la face, *in* Archiv. de méd., 6ᵉ série, tome XV, page 641, et tome XVI, p. 24. 1870.

HALPRYN. — Rech. sur l'anthrax. Thèse Paris, 1872.

DENUCÉ. — Furoncle, article du Dict. Jaccoud, t. XV, 1872.

LABBAÏDÈS. — Nat. et trait. de l'anthrax. Thèse Paris, 1873.

GEORGIA MEDICAL COMPANION. — Trait. de l'anthrax par l'aspiration sous-cutanée ; analysé *in* France médicale de 1872.

MORIN. — Glycosurie dans l'anthrax, 1872.

Facial carbuncle (Anthr. de la face). — The Lancet, 5 oct. 1872.

DECÈS. — Observations d'anthr. de la face. Société médic de Reims, 1872.

FREDERICK IRVING DE LISLE. — Case of malignant facial carbuncle. Medic. Times and Gazette, 5 juillet 1873.

PÉAN. — Anthrax du menton, phlébite des veines faciale et ophthalmique, guérison. Publié dans the Lancet, 21 février 1874.

PETER EADE. — Trait. local de l'anthrax. The Lancet, 28 mars 1874.

LUTON. — Anthr. de la lèvre supérieure. Guérison. Société médic. de Reims, 1874.

TEODOR ROTH D'EUTIN. — Observ. au sujet du fur. et de l'anthr., et de leur traitem. abortif. (Deutsche Klinik, 1874.)

KING. — Anthr. de la lèvre supérieure. The Americ. Journ. of. medic. sc. Janvier 1875.

LABATTU. — Anthr. et furoncles de la face. Thèse Paris, 1874.

J. GUÉRIN. — Note sur un nouveau mode de traitement abortif de l'anthrax, par J. Guérin. Bull. Académie de médecine. Sept. 1876.

CAUTANI. — Le Diabète ; trad. française de M. Charvet, 1876.

WILLIAM WILKES. — Infl. anthracoïde de la lèvre : 3 observations (Medic. Times and Gazette, II, page 263). 1876.

J. MILNER FORTHERGILL. — Anthrax des lèvres (The Practic., oct. 1875). Després (Armand), Chirurgie journalière, 1877.

MOSING. — Cas d'anthrax abdominal (Petersburg med. Wochenschrift, 1877).

TESTU (LEO). — Contribut. à l'étude clinique de l'anthr. (Gaz. médic. de Bordeaux), 1877.

BOUROTTE. — Observat. sur l'anth. de la face, son pronostic et son traitement. Thèse Paris, n° 301 ; 1878.

MONTGOMERY WORD. — Anthrax de la nuque et du dos, traité par incisions multiples. (The Dublin Journ. of med. sc., 1878). Mémoire sur les veines de la face et du cou. Progrès médical, 1878.

CHABERT.—Mémoire sur les veines de la face et du cou. Progrès médical, 1876.

CHABERT. — De l'Anthrax des lèvres, ses complications, son traitement; in-8°. Paris, 1878.

DARRICARÈRE.— De l'Anth. des lèvres; gravité, pronostic et traitement. Thèse Paris, 1878.

CLEVER.— Trait. de l'anthr. bénin par les inj. interstitielles d'acide phénique. (Journal hebdomad. de médecine de St-Pétersbourg, 1877.)

LAMARQUE. — De la Non-Intervention chirurgicale dans le traitem. de l'anth. Thèse Paris, 1879.

GOSSELIN.— Cliniques, t. II, pages 296 et suivantes, 3me édition, 1879.

SCHMUTZ.— Indic. spéciale du traitem. par les caustiques. Thèse Paris, 1878.

GONZAGUE.—Tr. de l'anthrax par le thermo-cautère. Thèse Paris, 1878.

MARY.— Des Anthrax de la face, de leurs complications et de leur traitement. Paris, thèses, 1878.

LINDMANN. — Trait. du fur. et de l'anthrax de la lèvre supérieure. Archiv fur klinik. Chirurgie, vol. XXII, 1880.

G REENFIELD.—Recherches sur l'anthrax et les affections analogues chez l'homme et les animaux. Brit. medic. Journal, 1881.

LEFORT.—Trait. de l'anthrax. Incision verticale. Employé à St-Petersbourg.So. ciété de chirurgie, 30 mars 1881.

LABBÉ. — Société de chirurgie. 1881, 6 avril.

LORGET. — Trait. de l'anthrax. Société de chir. 1881, 4 mai.

BENJ. AUGER.—Article PANARIS. (Voir Panaris anthracoïde.) Dict. Jaccoud, 1878.

DESPRÉS-ARMAND.—Article PIED. (Voir Abcès sous-cutanés de la plante du pied, 1880.) Dict. Jaccoud.

ANTONIO MUNOZ. — Anthrax guéri par les injections sous-cutanées d'acide phénique. Toledo (el Siglo medico, 10 avril 1881.)

DUBRUEIL. — Gazette hebdomadaire, 1863.

BIBLIOGRAPHIE

DE LA THÉORIE MICROBIENNE DU FURONCLE ET DE L'ANTHRAX

PASTEUR ET JOUBERT. — Académie des sciences, 1877.

LŒWENBERG. — Progrès médical, 1881.

HILLER. — Die Lehre von der Faeulniss, 1879.

RINDFLEISCH. — Virchow's Archiv, 1872.

BURDON LANDERSON. — Journal of micr. science, oct. 1871.

Huetes. — Die Allgemeine Chirurgie; analysé *in* Schmidt's Jahrbücher, 1874.

Pasteur. — Compte rendu de l'Académie des sciemces, 3 mai, année 1880.

Rindfleisch. — Untersuchungen ueber niedere Organismen, *in* Virchow's Archiv, 1871.

Eberth. — Untersuchungen ueber Bacterien, *in* Virchow's Archiv 1874.

Hallier. — Parasitologische Untersuchungen, 1868.

Koch. — Untersuchungen ueber die Aetiolder Wundinfections Krankheite n, 1878, pag. 49.

Schroeder, von Dusch. — Ueber Filtration der Luft, *in* Beziehung auf Faeulniss, etc., *in* Annalen der Chimie, 1854.

Wernich. — *In* Cohn, Beitraege, t. III, p. 115.

Trastour. — Sur la Contagion du furoncle (Comptes rendus de l'Académie des sciences, 15 nov. 1880).

Arnould. — Etiologie des furoncles et de l'ecthyma dans la cavalerie. Recueil de médecine militaire, 1874.

Schroeter. — Prüfung einiger Desinfections Mittel, *in* Cohn, t. I, p. 349.

Hoppe-Seyler. — Ueber Faeulnissprocesse und Desinfection. Berlin, 1871, p. 570.

Czernicki. — L'Année médicale d'un régiment de cavalerie. Recueil de médecine militaire, 1877.

Dubrueil. — Gazette hebdomadaire, 1863.

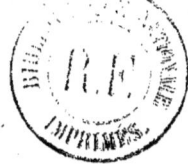